Achtsam und gesund

durch den WINTER

Achtsam und gesund

durch den WINTER

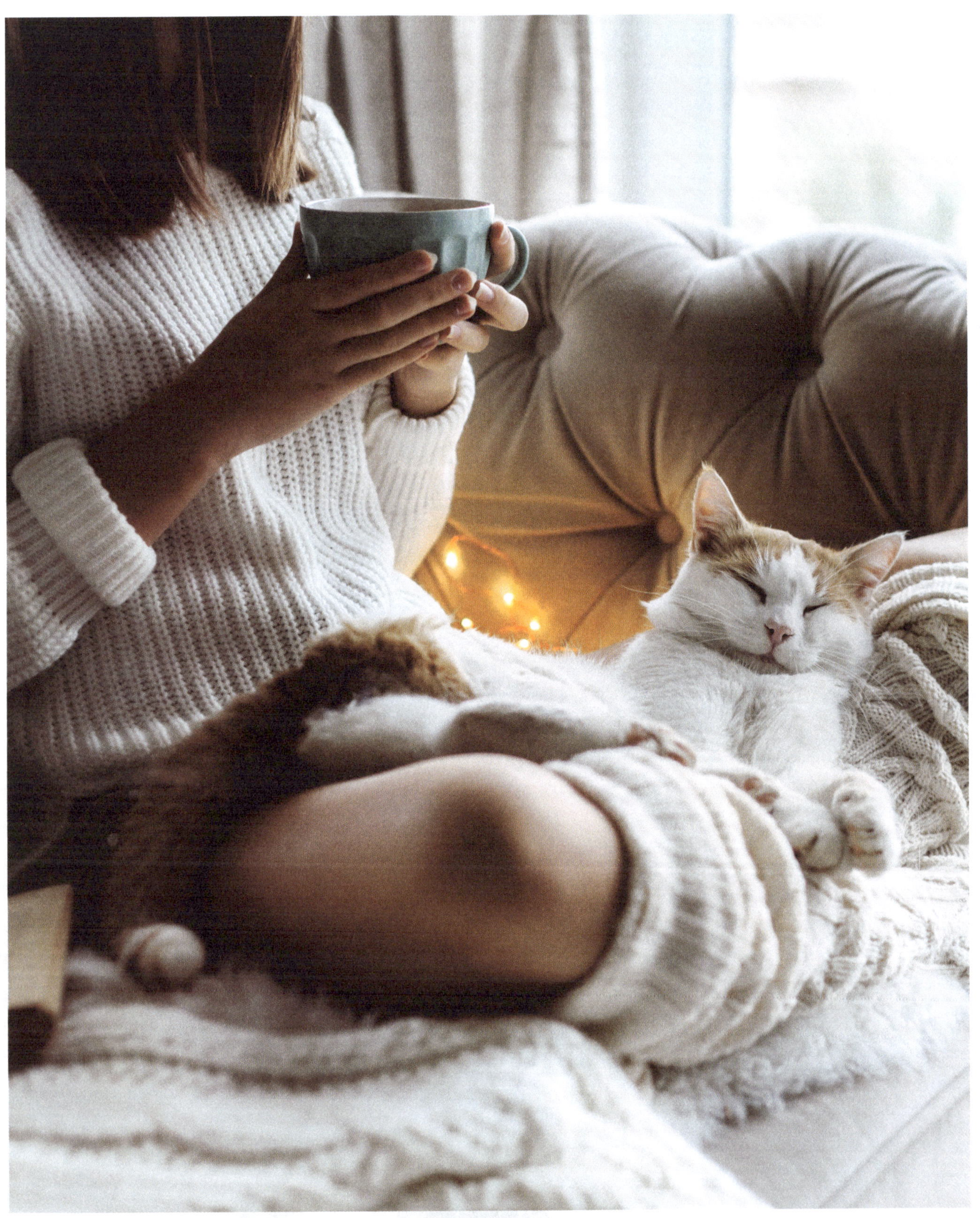

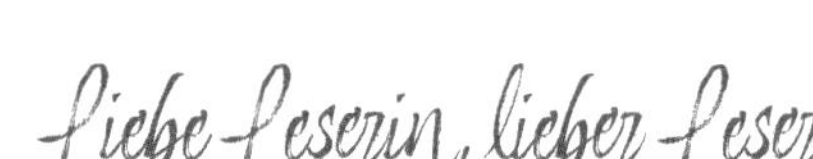

Liebe Leserin, lieber Leser

Winterzeit – das Leben verlagert sich nach drinnen, man hat nicht mehr ganz so viele Termine und To-dos auf seiner Liste und möchte sich lieber auf dem Sofa in der Kuscheldecke einigeln als aktiv zu sein. Dabei ist doch gerade der Winter eine so bezaubernde Jahreszeit, die dir Abwechslung, Entspannung und ganz neue Eindrücke liefern kann.

Nutze diese Jahresphase zu deinem Vorteil und mach die Winterzeit zu deiner Wohlfühlzeit! Nimm dir Zeit für dich und entspanne gemütlich zu Hause mit Achtsamkeitsübungen, Yoga-Flows und kleinen Wellness-Einheiten. Lerne entspannende Kreativtechniken wie Origami oder Steine bemalen kennen (vielleicht wird daraus sogar ein neues Hobby?), aber sorge auch für ausreichend Bewegung, damit du nicht "einrostest". Die 10-Minuten-Workouts im Bewegungskapitel sowie Tipps und Anregungen zum Wintersport draußen machen es dir leicht! Hast du schon mal Waldbaden im Winter ausprobiert?

Kalte Tage, oft auch Schmuddelwetter und dazu noch viel trockene Heizungsluft – klar, auch das bringt der Winter mit sich. Dein Immunsystem ist jetzt besonders gefordert. Aber du kannst dich vorbereiten und deine Abwehrkräfte trainieren und unterstützen. Mit dem Wissen um eine ausgewogene Ernährung und wahre Immun-Booster aus der Küche, mit Tipps für guten Schlaf und kleinen Hygienetricks bist du mit diesem Buch für die kalte Jahreszeit bestens gewappnet.

Und sollte dich doch mal eine Erkältung erwischt haben, findest du hier die besten Hausmittel gegen Husten, Schnupfen, Fieber & Co. Sie lassen sich einfach umsetzen und bringen dir schnelle Linderung, damit du den Winter wieder genießen kannst.

Wir wünschen dir eine kuschelige und gesunde Winterzeit und ganz viele Momente der Lebensfreude und Entspannung!

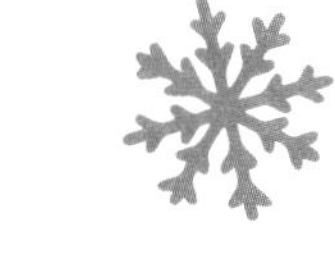
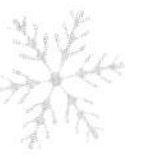

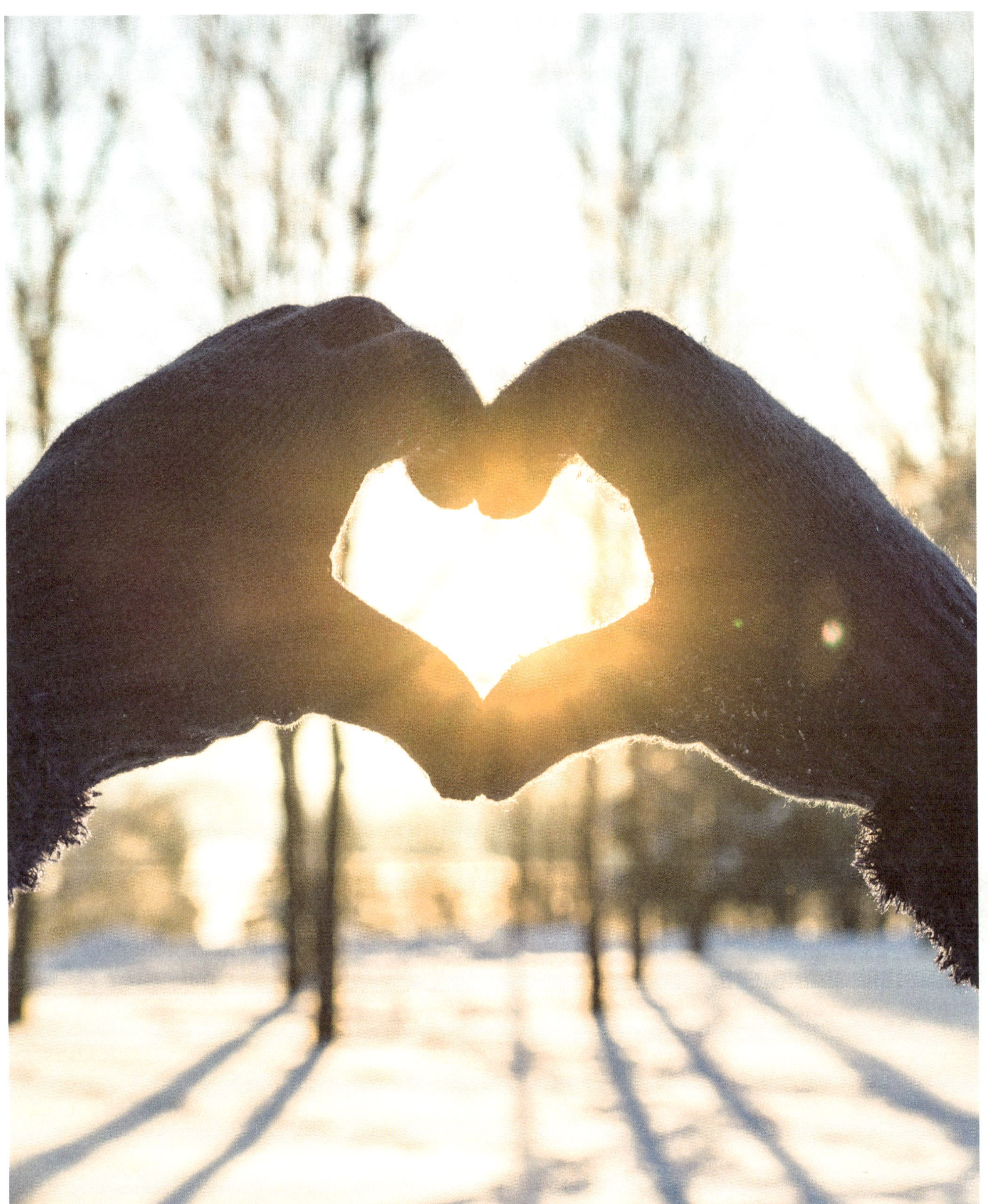

Inhalt

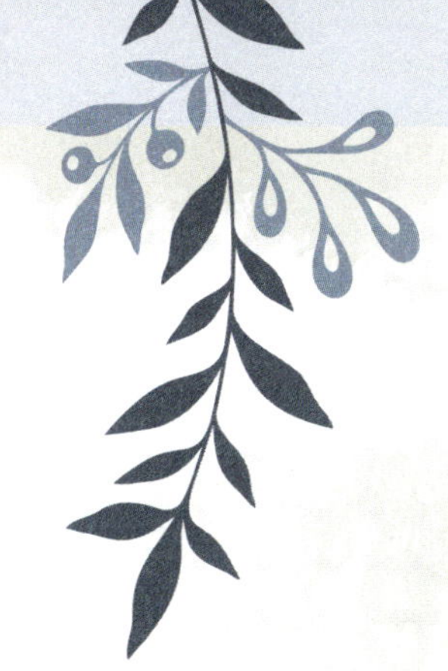
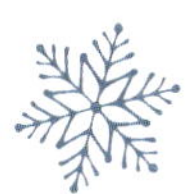

VORWORT 5

EINFACH MAL ENTSPANNEN 8

KREATIVE WINTERZEIT 50

BLEIB IN BEWEGUNG 70

IMMUN-BASICS 92

GESUNDE POWER-ERNÄHRUNG 116

GUTER SCHLAF
FÜR STARKE ABWEHRKRÄFTE 148

REGISTER 158

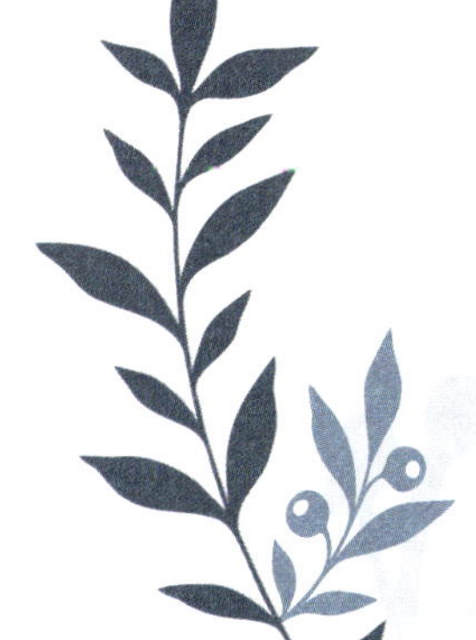
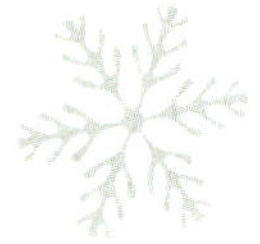
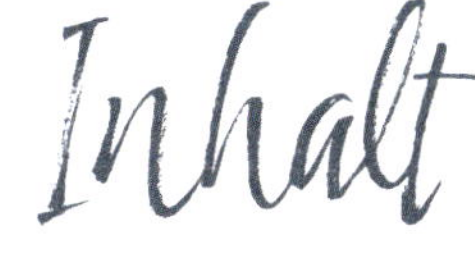

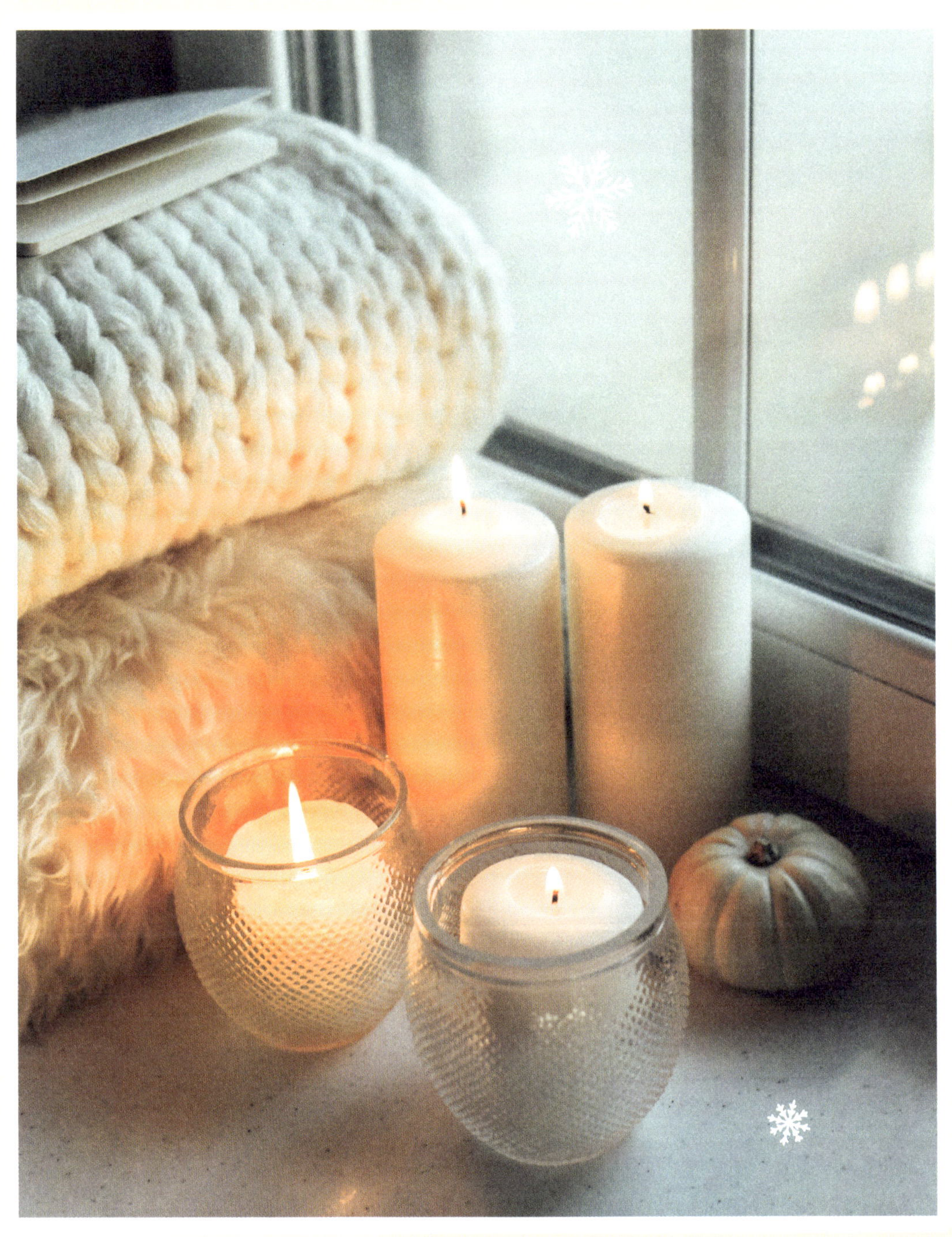

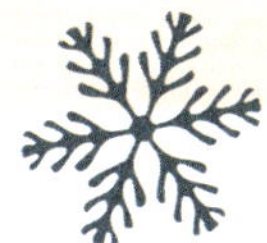
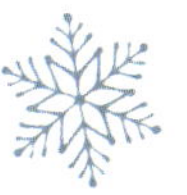

Einfach mal entspannen

Abschalten, Pause machen, Stress reduzieren,
gelassen bleiben, Zeit für sich finden: All das
wünschen wir uns nicht nur im Winter. Aber wenn
es trüb und kalt ist, fällt es oft noch schwerer,
die Sonnenseiten des Lebens zu sehen. Die Acht-
samkeitstipps, Entspannungsübungen und einfachen
Yogaübungen in diesem Kapitel werden dir helfen,
auch in der dunklen Jahreszeit deine innere
Balance zu finden.

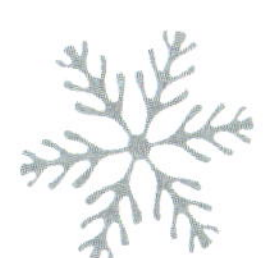

Atmen

*Der wichtigste Weg zur Achtsamkeit ist ganz einfach:
Alles beginnt mit Atmen. Wenn wir uns komplett aufs Atmen
konzentrieren, sammeln sich unsere Kräfte, kehren wir zum
Ursprung des Lebens zurück. Beginne daher deinen Weg
zur Achtsamkeit mit einer einfachen Übung:*

✳ Wähle einen Moment, in dem du für dich bist und
schließe die Augen. Dabei ist es gleichgültig, ob du sitzt,
liegst oder stehst und wo du dich befindest.
Atmen geht immer.

✳ Kontrolliere und steuere nichts. Beobachte nur,
wie der Atem ruhig fließt. Wie fühlt die Luft sich an,
wenn sie in den Körper gelangt, und wie fühlt es sich an,
wenn sie ihn wieder verlässt?

✳ Die Oberfläche des Körpers bewegt sich dabei,
vielleicht hauptsächlich die Brust, vielleicht auch der Bauch.
Spüre der Bewegung nach, aber ändere nichts daran.

*Wenn du dich einmal mit deinem Atem vertraut gemacht hast,
wirst du bemerken, dass er eine Quelle der Beruhigung
und des Lebens ist. Das ist alles.*

Kleines
Auszeiten-Buffet

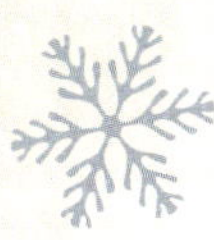

Mit alten Freunden treffen und einfach nur quatschen

Die Kinder zu den Großeltern schicken und ein ganzes Wochenende nur faulenzen – z. B. alles in Reichweite legen (Fernbedienung, Getränke, geliefertes Essen) und dann Filme oder Serien gucken

Das Licht einen Abend lang ausschalten und alles bei Kerzenlicht machen. Automatisch wird es ruhiger und gemütlicher.

Draußen joggen/wandern/radfahren/spazieren gehen

Hotels googeln, die „Kleine Auszeit" heißen, und dort übers Wochenende hinfahren

Natürlich die Klassiker: ein schönes Bad nehmen, eine Tasse Kaffee/Tee trinken, eine Massage oder Kosmetikbehandlung buchen, in die Sauna/in eine Therme gehen, meditieren

Bewusst etwas im Haushalt schleifen lassen, die Unordnung aushalten und stattdessen eine Stunde auf dem Sofa liegen

„Luftkurort" spielen: bei kalter Witterung in eine Decke gewickelt im Liegestuhl abhängen

Sich einen freien Nachmittag verschaffen und ein spannendes Buch lesen, das du schon immer mal lesen wolltest.

Genüsslich ausnahmsweise und ohne Schuldgefühle in „verbotenen" Dingen schwelgen: Pommes, Süßigkeiten, Cocktails …

Etwas tun, um das man Leute bisher immer beneidet hat, z. B. faul im Straßencafé sitzen

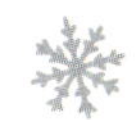

Bitte bediene dich!

Liste der schönen Dinge

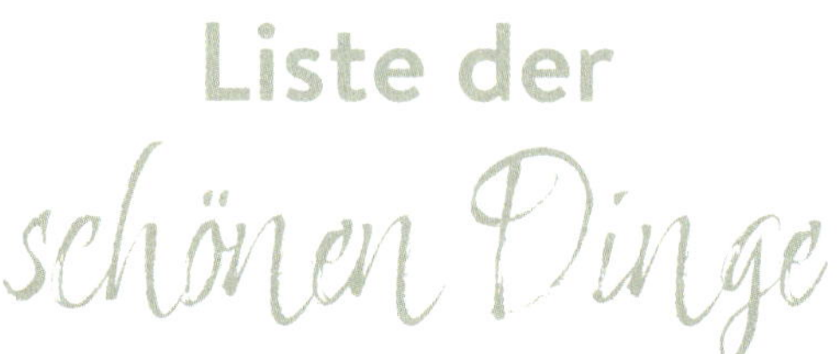

Sich etwas Gutes tun: Manchmal scheint unklar, wie das genau geht. Will ich überhaupt
ein Wochenende in einem Wellnesstempel verbringen oder wird mir da eher langweilig?
Will ich nicht lieber einen Flohmarkt organisieren? Und ist das viel gelobte Spazierengehen
eine geeignete Beschäftigung für mich am Sonntagnachmittag oder will ich lieber ins Kino?
Mache dir deine persönliche Liste der Lieblingsbeschäftigungen. Was tut dir gut bei Stress?
Was brauchst du, wenn sich das Leben leer anfühlt? Mit wem verbringst du gern Zeit?
Was fehlt dir noch zu deinem Glück? Wenn man einen solchen imaginären Wunschzettel
zur Hand hat, ist es sehr viel leichter, sich auch mal selbst in den Fokus zu rücken
und sich zu verwöhnen.

Kraftquelle Atem

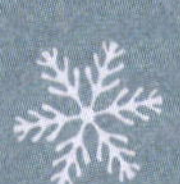

Es gibt eine Kraftquelle, die du immer bei dir hast,
die nicht versiegt und die nicht nachgeladen werden muss: dein Atem.

Der Atem steht dir in jeder Lebenslage zu Verfügung, ohne dass du viel dafür
tun musst. Den größten Teil erledigt der Atem sowieso alleine und ohne,
dass du dir dessen bewusst bist. Er versorgt dich mit Sauerstoff und entsorgt
Giftstoffe im Körper.

Nutzt du aber auch seine beruhigende, seine belebende, seine inspirierende
Kraft? Auch das geht ganz einfach, indem du dir am besten mehrmals am
Tag bewusst machst, wie der Atem fließt. Halte inne, spüre der Luft nach,
die durch die Nase in deinen Körper gelangt und ihn wieder verlässt.

Nur wenige Atemzüge bringen dich zu dir selbst zurück,
wenn der Trubel überhandnimmt. Du spürst buchstäblich das Leben,
mit dem er dich versorgt. Spüre hin!

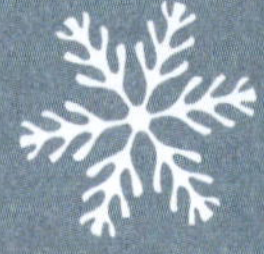

Der
Body Scan

*Klingt wie Ultraschall, ist aber eine Achtsamkeitsübung,
bei der ein Körperteil nach dem anderen bewusst wahrgenommen wird
und die Gedanken sich auf diese Beobachtung konzentrieren:*

1. Lege dich auf den Rücken. Unterlage kann eine Yogamatte oder auch deine Matratze sein.

2. Beobachte zu Beginn nur deinen Atem, wie die Bauchdecke sich hebt und senkt.

3. Gehe nun von der Beobachtung des Atems über zur Beobachtung deines Körpers. Dabei beginnst du mit den linken Zehen. Atme bis in deine Zehen hinein.

4. Den Zehen folgen Fußsohle, Ferse, Knöchel. Atme in jedes deiner Körperteile und spüre nach, wie sie auf dem Boden aufliegen.

5. Nun wandere so mit deiner Wahrnehmung durch das linke Bein und nimm dir anschließend das Rechte vor. Es folgen die Arme, bei den Fingerspitzen beginnend bis zur Schulter, und schließlich der Hals und der Kopf bis zum Scheitelpunkt.

6. Störende Gedanken ans Aufhören oder Zweifel nimmst du in aller Ruhe wahr und lässt sie wieder davonziehen.

Die acht mentalen Haltungen der Achtsamkeit

„Man hat Glück, wenn man an das Glück glaubt", sagt Stanley Kowalski in Tennessee Williams' Stück „Endstation Sehnsucht": Ganz entscheidend für ein gelingendes Leben ist die eigene Geisteshaltung. Die Achtsamkeitslehre hat hierzu acht mentale Grundhaltungen formuliert, die du mit großem Erfolg trainieren kannst, indem du immer mal wieder daran denkst:

Neugierig sein: Die eingefahrenen Wege verlassen und versuchen, die Dinge neu und frisch wahrzunehmen. Sinneseindrücke intensiv spüren; Dinge erforschen; offenen Geistes durch die Welt gehen

Wertfrei wahrnehmen: Dinge oder Menschen, die uns begegnen, nicht sofort in Schubladen stecken, sondern einfach existieren lassen

Annehmen: Dinge so annehmen, wie sie sind, ohne sie ändern zu wollen

Loslassen können: Gedanken, die uns blockieren, an denen wir uns festbeißen, ziehen lassen können

Bei sich selbst sein: sich im Augenblick wohlfühlen – genau dort, wo man gerade ist

In sich ruhen: gelassen bleiben, sich in Geduld üben, sich nicht stressen lassen

Auf sich selbst hören: die Dinge selbst entscheiden, auf das Bauchgefühl und Signale des Körpers achten

Sich liebevoll um sich selbst und andere kümmern: sich und andere so annehmen, wie wir sind; uns und anderen etwas Gutes tun

Zuckersüßes Lippenpeeling

Trockene, spröde Lippen – das war einmal! Mit diesem zuckersüßen Lippenpeeling sind schmeichelzarte Lippen garantiert. Durchblutung und Zellregeneration werden angeregt, Schmutz und Giftstoffe abtransportiert.

Schwierigkeitsgrad: ❄ ❄ ❄

ZUTATEN

1 El Avocadobutter
1 El Ahornsirup
1 El brauner Roh-Rohrzucker
1 El Xylit (Birkenzucker)

HERSTELLUNG

Die Avocadobutter kurz erwärmen, bis sie eine streichfähige Konsistenz hat, aber nicht verflüssigt. Ahornsirup, Roh-Rohrzucker und Xylit einrühren. In einen kleinen Tiegel füllen.

Ist die Avocadobutter zu warm, lösen sich Roh-Rohrzucker und Xylit auf und verlieren damit ihre sanft schmirgelnden Eigenschaften. Das Fett darf daher nicht flüssig werden, sondern muss eine cremige Konsistenz haben.

ANWENDUNG

1-mal wöchentlich anwenden. Ein wenig Peeling auf die Fingerspitzen geben und sanft die Lippen damit massieren. Das Peeling kurz einwirken lassen und anschließend mit warmem Wasser abspülen.

HALTBARKEIT

Die Haltbarkeit beträgt ca. sechs Wochen.

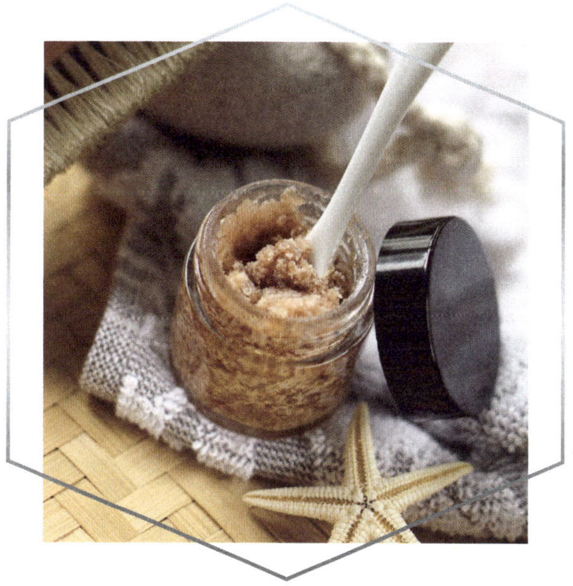

Dabei bin ich ganz bei mir

„Ganz bei mir", so heißt die Autobiografie der österreichischen Rekordbergsteigerin Gerlinde Kaltenbrunner. Darin erklärt sie, dass – bei allem Ruhm und aller Schinderei – das Bergsteigen ganz einfach ihre große Leidenschaft ist. In den Bergen fühle sie sich rundum frei und glücklich.

Wobei fühlst du dich frei und glücklich, besonders in dieser Jahreszeit?
Welche Wünsche und Vorstellungen hast du für den Winter? Finde es heraus.
Und versuche, möglichst viel davon in irgendeiner Form umzusetzen!

So sähe mein idealer Wintertag aus:

____

____

Das würde ich sofort ändern, wenn ich zehn Millionen Euro gewinnen würde:

____

____

Diese drei Wünsche hätte ich für die Winterzeit, wenn eine Fee auftauchen würde:

____

____

____

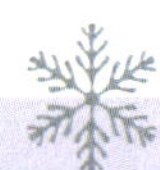

Sortieren

Gerade wenn es in der Seele unordentlich aussieht, ist das Sortieren von Dingen ein wunderbarer Ausgleich – vor allem, wenn du dabei bewusst und achtsam vorgehst. Und das Gute ist ja: Es gibt immer etwas, das man aufräumen kann, sei es die Putzkammer, die Besteckschublade, die Werkzeugkiste oder gleich die ganze Wohnung.

Dabei in aller Ruhe seine Habseligkeiten zu betrachten, zu überlegen, wie man sie organisiert, was zusammengehört, was oft gebraucht wird, was überflüssig ist, hat eine außerordentliche Wirkung auf das eigene Innenleben – äußere Ordnung wirkt sich auf die innere Ordnung aus!

Dieses Sortieren kann außerordentlich befreiend sein, vor allem, wenn du dich Gebieten zuwendest, denen du eine Weile aus dem Weg gegangen bist. Begegne mutig dem vollgerümpelten Kellerregal oder der Kommode mit den unvollendeten Stricksachen. Entsorge, was nicht gebraucht wird, ordne, bring zusammen, was zusammengehört. Wenn du deine ganze Konzentration dem Sortieren widmest, sortiert sich manches in der Seele gleich mit.

Dankbarkeitstagebuch

Hast du schon einmal darüber nachgedacht, für wie viele Dinge man im Leben dankbar sein kann? Wenn man sich etwas Zeit dafür nimmt, fallen einem immer mehr kleine Dinge ein, über die man sich gefreut hat oder die gerade nochmal gut gegangen sind.

Vielleicht möchtest du dir ein Notizbuch anlegen, in dem du jeden Abend drei Dinge aufschreibst, für die du dankbar bist. Wenn du offen dafür bist, diese Dinge zu sehen, wirst du dich schnell darin üben, genauer hinzuschauen. Der Stoff für kleine Geschichten der Dankbarkeit ist schier unerschöpflich.

Päckchen packen

*Kennst du das Gefühl, ein Problem mit dir herumzuschleppen
und es nicht lösen zu können? Schlepp es nicht weiter mit!
Mit dieser Gedankenübung kann dein Sorgenpäckchen einpacken.*

1. Sitze gerade und entspannt auf einem Stuhl. Die Füße berühren zur Erdung den Boden.

2. Nimm einige tiefe Atemzüge und spüre ihnen nach.

3. Vielleicht kommst du dabei einer Verspannung im Körper auf die Spur, einer störenden Stelle, einer Unruhe. Versuche zu orten, wo genau das Gefühl sitzt.

4. Nun gib dem Gefühl eine Überschrift oder einen Namen. Lass deinen Gedanken freien Lauf, um auf eine Idee zu kommen, was du erspürt hast.

5. Wenn du es gefunden hast, betrachte es, drehe und wende es und schau es genau an.

6. Auf diese Weise bekommst du das Problem zu fassen. Pack es in Gedanken in ein Päckchen und versieh es mit einer Schleife.

7. Nun ab damit. Fällt dir jemand ein, der es bekommen soll? Dann adressiere das Päckchen in Gedanken und bring es zur Post. Vielleicht ist es aber auch etwas, das nur dich etwas angeht. Dann verstaue das Päckchen an einem sicheren Ort. Dort kann es nun bleiben und lässt dich hoffentlich in Frieden.

Die Sonne einfangen

WIRKUNG AUF KÖRPER UND GEIST

Mit dieser Visualisierungsübung überwindest du Durchhänger. Sobald du dich mit der Lichtquelle verbunden fühlst, strahlst du Zuversicht und Ausgeglichenheit aus. Frust und Ärger verschwinden – stattdessen werden positive Lebensgeister und Lust auf neue Erfahrungen geweckt!

SO GEHT'S

* Setz dich aufrecht auf einen Stuhl oder mit gekreuzten Beinen auf eine gefaltete Decke oder ein Meditationskissen.

* Setz die Hände in die Hüften.

* Stell dir vor, dass eine silberne Schnur deinen Kopf vom Scheitel aus nach oben zieht.

* Atme tief ein und aus.

* Stell dir nun eine weit geöffnete Tür vor, durch die helles Licht fällt.

* Folge dem Licht und wandere durch eine sonnige Landschaft.

* Dann klettere ohne jede Anstrengung auf einen Hügel.

* Du bist der Sonne ganz nah und spürst, wie sie deine Haut wärmt.

* Visualisiere einen breiten Lichtstrahl, der von oben auf deinen Scheitel trifft.

* Mit jedem Atemzug fließt der Lichtstrahl tiefer die Wirbelsäule hinab.

* Fühle, wie das goldgelbe Licht dich durchströmt – bis in die Fußspitzen und Fußsohlen.

* Wenn du genug Energie getankt hast, steige den Hügel wieder hinab und kehre langsam ins Hier und Jetzt zurück.

Ich bin gut,
so wie ich bin

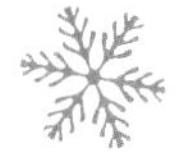

Mit sich selbst nähere Bekanntschaft machen.
Die Person, die man ist, besser kennen- und einschätzen lernen.
Auch das kann das Ergebnis von mehr Achtsamkeit im Leben sein.

Schreibe hier auf, wer du bist:
Was macht dich aus? Was ist positiv an dir? Was magst du an dir selbst?

Mein Leben gehört mir

Auch im Winter gibt es immer etwas zu tun: Arbeit, Haushalt, eigene Hobbys oder die der Kinder, Verwandtschaftsbesuche, kleine Reparaturen, Winterreifen aufziehen lassen, Schnee schippen, den Garten oder Balkon winterfest machen, Versicherungen kündigen oder verlängern, den Schal zu Ende stricken, Geschenke besorgen, endlich die Diskussion mit der Schwiegermutter um Heiligabend zu Ende bringen, festliche Menüs planen, Treffen mit Freunden organisieren …

Dabei neigen wir dazu, den Tagesablauf, die Tretmühle der Arbeitswoche, selbst die Freizeitgestaltung, ja, am Ende das ganze Leben als von außen bestimmt zu empfinden.

Sag dazu einmal kurz „Stopp" für die wichtige Erkenntnis: Mein Leben und meine Zeit gehören mir!

Das bedeutet nicht, dass ich Verpflichtungen nicht mehr nachkomme, meine Hobbys aufgebe oder die Wohnung vermüllen lasse. Es ist jedoch eine wichtige Erkenntnis, dass die meisten meiner Aktivitäten und die Art, wie ich mein Leben führe, selbst gewählt sind. Sollten wir uns wirklich nach einem stillen Moment sehnen, einem ruhigen Tag, einer Woche in Abgeschiedenheit und Stille, dann können wir es häufig auch einrichten. Und wenn es am Anfang nur ein paar Minuten sind, die sind immer drin. Es geht vor allem darum, sich dafür zu entscheiden.

Nur ein paar *Minuten* ...

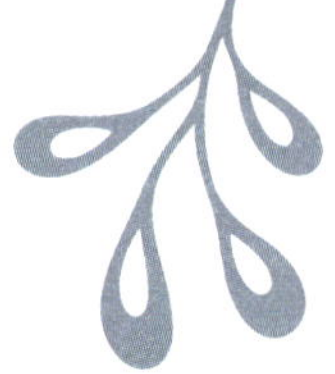

*... kann eigentlich jeder pro Tag erübrigen, selbst in hektischen Zeiten.
Die sogenannte Minuten-Meditation kannst du überall und jederzeit durchführen,
selbst im Wartezimmer, im Stau oder an der Bushaltestelle.*

Folge dabei diesen drei Schritten:

1. Zunächst lenkst du deine Aufmerksamkeit auf deinen Atem, atme durch den Mund ein und durch die Nase wieder aus.

2. Nun kommen deine Gedanken und Gefühle ins Spiel. Nimm die Gedanken wahr wie Wolken, die durch deinen Geist ziehen.

3. Versuche, in deine Gedanken und Empfindungen hinein zu atmen. Luft dringt in deinen Körper und verlässt ihn wieder. Die Gedanken ebenso.

Das war's schon!

Jeder Tag ist neu

Na, hat es gestern mal wieder nicht so geklappt? Nichts auf die Reihe bekommen, was man sich vorgenommen hat? Weder geatmet, noch der Amsel beim Singen zugehört, noch nicht mal ein Schaumbad genossen? Einfach nur gearbeitet, danach zu viel gegessen, dann auch noch Bier getrunken und einen Streit angefangen?

Kommt vor. Das Schöne an der Achtsamkeit ist: Dann geht es halt morgen wieder weiter. Jeder Tag ist neu. Immer wieder ist uns die Möglichkeit gegeben, einen Tag in Fülle zu erleben. Manchmal geht es nicht, auch gut. Manchmal geht es umso besser, dann freuen wir uns. Jeder Tag ist neu.

Geh mal *barfuß*

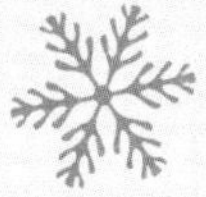

Barfuß nehmen wir unsere Umwelt ganz bewusst wahr. Kaum ein anderes Körperteil als die Füße reagiert so sensibel auf die ungewohnte Freiheit. Wir fühlen bewusst Sand, Gras und auch Schnee, wir fühlen uns direkt mit der Natur verbunden. Gerade unsere Füße sind hochempfindlich und gleichzeitig so weit vom Kopf entfernt, dass wir von der Mitte des Körpers heraus empfinden und den Kopf völlig abschalten können. Besonders im Winter kommt das Barfußlaufen oft zu kurz. Zieh öfter mal die Schuhe und Socken aus! Und sei es nur ein paar Mal am Tag für 10 Minuten. Wenn möglich und medizinisch keine Gründe dagegen sprechen, lass deine Füße auch mal Schnee, Matsch und nassen Rasen spüren. Deine Füße und dein Geist werden die kleine Auszeit lieben.

Alleskönner Basilikum

Du liebst Basilikum beim Kochen? Auch das ätherische Öl dieser wunderbaren Pflanze solltest du ab und zu genießen. Als Badezusatz oder als Massageöl z. B. wirkt Basilikumduft aufmunternd und gleichzeitig beruhigend. Auch bei Magenschmerzen und Migräne kann es helfen. Genieße es jedoch wie alles Gute nur in Maßen, sonst kann sich die aufmunternde Wirkung ins Gegenteil verkehren.

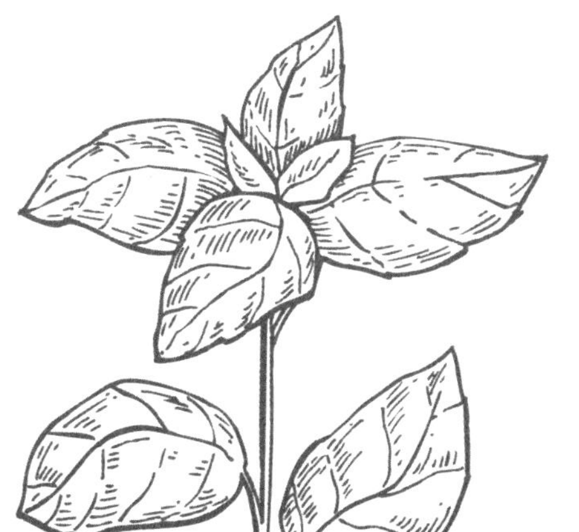

Pausen annehmen

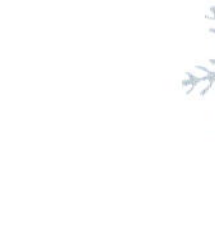

Pausen sind wichtig, das wissen wir natürlich. Wir versuchen, welche zu machen, auf der Arbeit und zu Hause. Doch oft lassen wir uns gar nicht wirklich auf die Pause ein, sondern sind im Geiste schon bei der nächsten Aufgabe, erledigen Dinge, zu denen wir sonst nicht kommen, oder checken hektisch das Smartphone, schreiben Nachrichten und machen Termine. Manchmal ist das sicher unvermeidlich, aber damit eine Pause auch wirklich etwas bringt – nämlich Entspannung und frische Energie –, sollten wir lernen, Pausen zu machen, die den Namen auch verdienen!

ALSO – WIE AUCH IMMER DEINE PAUSE AUSSEHEN MAG:

* Vor der Pause Dringendes auf einen Zettel schreiben, damit man es während der Pause aus dem Kopf hat

* Alles Wichtige vorher erledigen, damit in der Pause auch wirklich Ruhe ist

* Etwas ganz anderes machen als in der Arbeitszeit; sich wenn möglich auch räumlich entfernen

* Wenn möglich, nicht auf Handys und andere Bildschirme schauen

* Nett mit anderen plaudern – aber nicht über die Arbeit

* Einfach mal nichts in die Hand nehmen (außer vielleicht etwas zu essen)

* Bei unverhofften Pausen, in denen man wartet oder irgendwo herumsitzt: Einen Satz oder ein Bild aus einer Zeitschrift oder einem Buch nehmen und einfach eine Weile auf sich wirken lassen

* Mal wieder ein wenig tagträumen – vom Urlaub oder von interessanten Mitmenschen

* Die Pause als kleine Ferien betrachten und sich auf den „Neustart" danach freuen

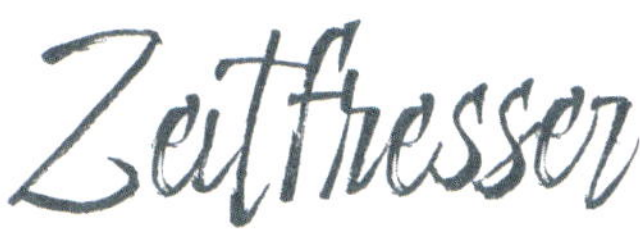

Zeitfresser

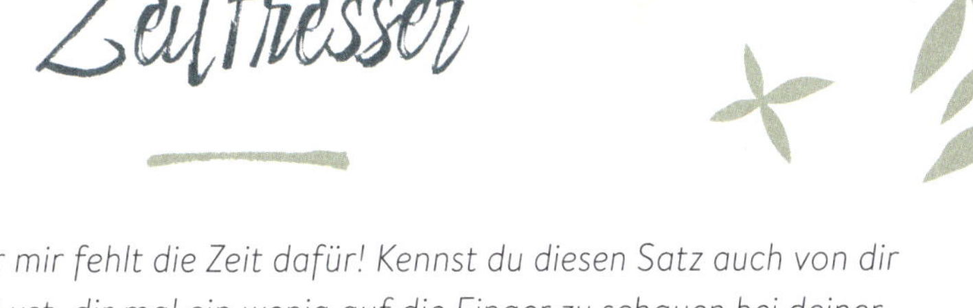

Ich würde ja so gerne, aber mir fehlt die Zeit dafür! Kennst du diesen Satz auch von dir selbst? Vielleicht hast du Lust, dir mal ein wenig auf die Finger zu schauen bei deiner Zeiteinteilung und dabei Zeitfressern auf die Schliche zu kommen.

Auf welche Tätigkeiten glaubst du, nicht verzichten zu können? Welche Rituale sind dir in Fleisch und Blut übergegangen, rauben dir aber wertvolle Zeit für andere Dinge?

Notiere sie – vielleicht ergibt sich dabei, dass manche Verpflichtungen und mancher Zeitvertreib gar nicht so wichtig sind, wie ursprünglich angenommen. Und schon bleibt dir mehr Zeit für die schönen Dinge des Winters. Wie wäre es denn mal wieder mit einem langen Spaziergang? Die kalte Luft macht wach, außerdem tankst du dabei wertvolles Tageslicht!

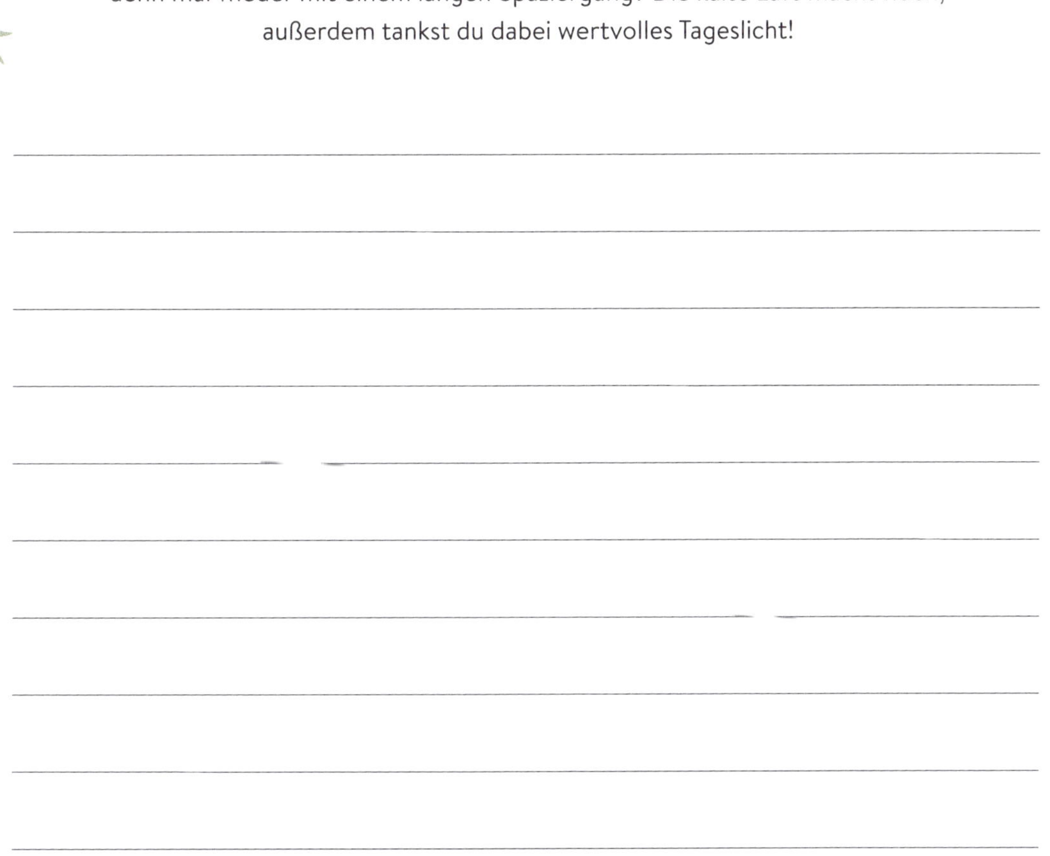

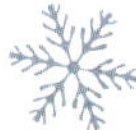

Kosmetik
aus der Küche

MILCH-HONIG-BAD

Die Schönheit von Kleopatra gilt als legendär und eines ihrer bekanntesten Beauty-Rituale war das Bad in Eselsmilch. Für unseren kleinen Tipp für ein entspannendes, pflegendes und rückfettendes Wannenbad kannst du aber auch einfach handelsübliche Kuhmilch verwenden. Gib 1 Liter Milch, 1 Esslöffel Honig und 1 Esslöffel Olivenöl mit ins einlaufende Badewasser und entspanne etwa 15–20 Minuten. Nach dem Bad die Haut am besten mit einem angewärmten Handtuch trocken tupfen. Das Ergebnis ist eine wunderbar glatte, weiche und streichelzarte Haut.

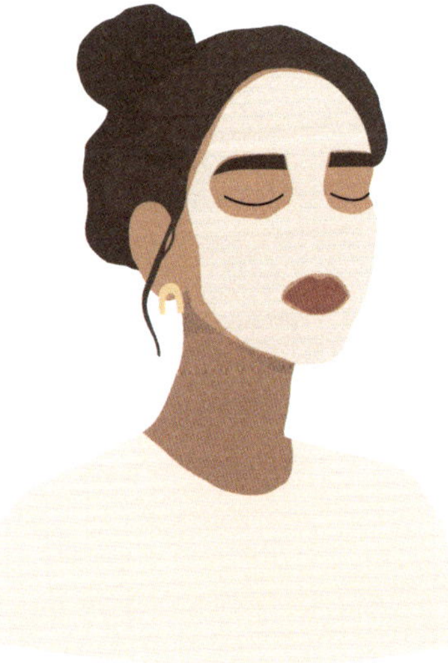

GESICHTSMASKE

Quark und Honig haben beste hautpflegende Eigenschaften und es werden ihnen nicht nur entzündungshemmende Eigenschaften nachgesagt, sondern sie wirken auch feuchtigkeitsspendend und reinigend. Aus je 1–2 El Honig und Quark wird eine glatte Masse angerührt, die anschließend unter Aussparung von Mund- und Augenpartie auf Gesicht und Dekolleté aufgetragen wird. Etwa 15 Minuten einwirken lassen, mit warmem Wasser abspülen und anschließend die Haut vorsichtig trocken tupfen.

Peelings sind bestens dafür geeignet, die trockene Winterhaut zu verwöhnen und wieder streichelzart zu pflegen. Sie entfernen sanft abgestorbene Hautschüppchen und die Haut wird durch das Massieren mit kreisenden Handbewegungen wunderbar durchblutet.

Misch Olivenöl mit etwas Zucker und beginne an besonders trockenen Hautstellen wie Füßen, Ellenbogen und Händen, bevor du dich dem Rest des Körpers widmest. Im Anschluss einfach abduschen und mit einem angewärmten Handtuch trocken tupfen.

Alternativ genieße eine gute Tasse Kaffee und mische anschließend den Kaffeesatz mit dem Olivenöl.

Für ein mildes Gesichtspeeling besser eine Mischung aus Joghurt und gemahlenen Mandeln verwenden. Die Mund- und Augenpartie dabei aussparen.

Nicht nur die Haut, auch die Haare reagieren auf Stress. Gönn deinem Haar eine Pause und schenke ihm mit ganz wenig Mitteln Pflege und Glanz zurück.

Für fettendes Haar einfach 10 g getrocknete Minzeblätter mit 100 ml Apfelessig und 200 ml Leitungswasser etwa 10 Minuten erhitzen, aber nicht kochen. Den Sud abkühlen lassen und durch ein Sieb abgießen, dann ins frisch gewaschene Haar einmassieren und nicht ausspülen. Reicht für 2 Anwendungen.

Für trockenes Haar 1 Banane mit 1 El Blütenhonig pürieren und ins nasse Haar einmassieren. Nach 20 Minuten ausspülen und das Haar anschließend wie gewohnt waschen.

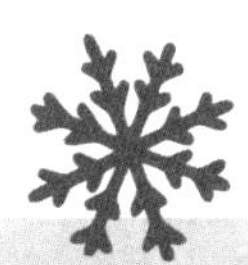

Handteller ausrollen

Besonders in Bürojobs arbeiten wir viel und oft eintönig mit den Händen. Hierdurch verkrampfen die Handmuskeln häufig. Die Selbstmassage mit einem kleinen, harten Ball ist eine willkommene, entspannende Abwechslung, denn sie fördert besonders die Durchblutung.

- Aufrechter Stand vor einem Tisch.
- Den Ball auf dem Tisch mittig unter einen Handteller legen.
- Jetzt mit etwas Druck (so, wie es angenehm ist) in kleinen kreisenden Bewegungen über den Ball rollen und mit der Zeit die Kreise größer werden lassen.
- Auch mal die Richtung ändern.
- Dann entlang der Außen- und Innenkante rollen.
- Zuletzt von der Mitte zu jedem Finger hochrollen.

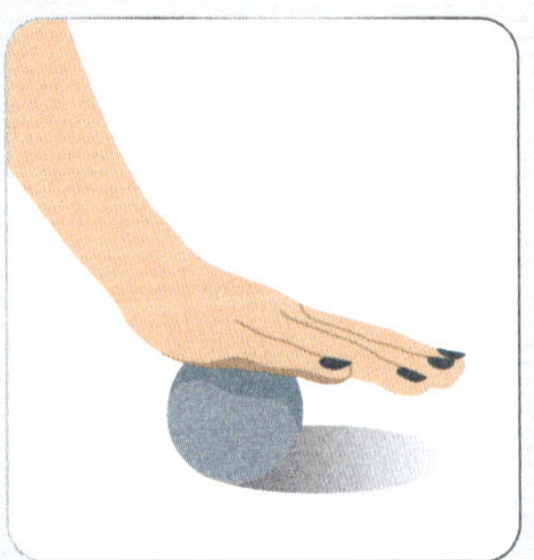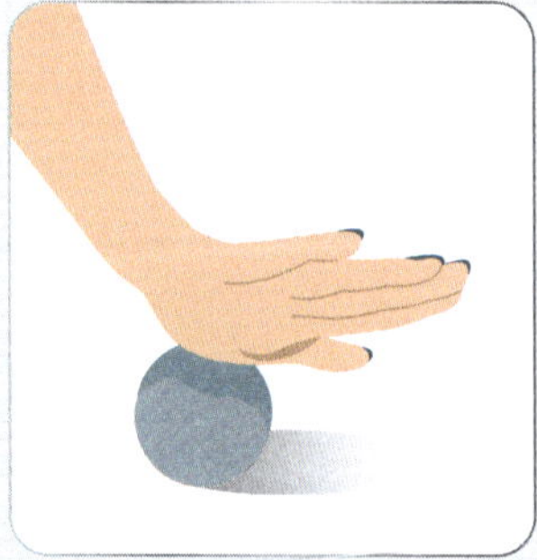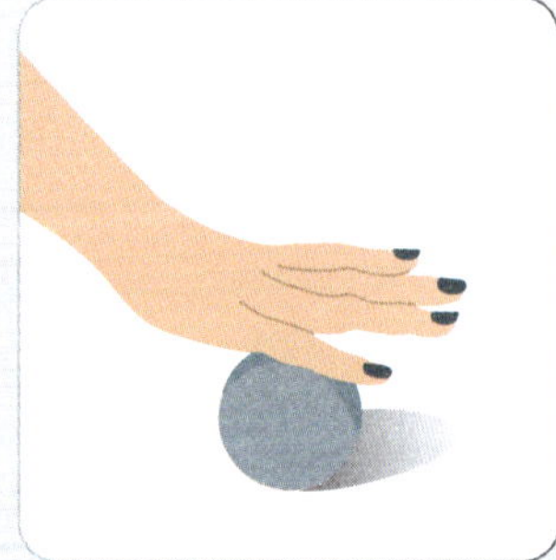

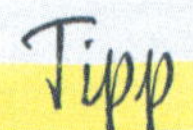

Tipp

Funktioniert auch als Selbstmassage für die Füße!
Dafür am besten im Stehen (ggf. an einer Stuhllehne o. ä. festhalten)
den Ball mit etwas Druck unter der Fußsohle auf dem Boden rollen.

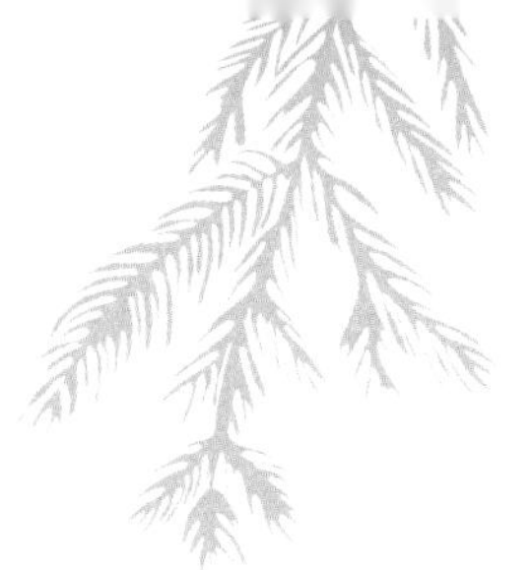

Entspannte Augen

Im Winter bei viel künstlichem Licht und trockener Heizungsluft leiden häufig unsere Augen, ohne dass wir es richtig mitbekommen. Trockenheit, Juckreiz, Kopfschmerzen sind die Folge. Mit den kleinen Übungen auf dieser Doppelseite gönnst du zwischendurch deinen Augen etwas Wellness und kannst erfrischt weiterarbeiten.

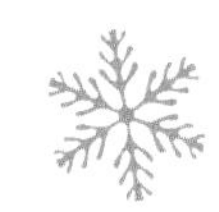

BLINZELN

Etwa eine Minute lang blinzeln, so locker und schnell wie möglich. Das löst den starren „Bildschirmblick", versorgt die Augen mit Tränenflüssigkeit und trainiert die Augenmuskeln. Mehrmals pro Tag wiederholen.

KALTE DUSCHE

Gegen müde Augen helfen kalte Wassergüsse: Augen geschlossen halten und mit beiden Händen Wasser gegen die Lider „schaufeln". Mehrfach hintereinander.

PALMIEREN

Handflächen aneinander reiben, bis sie warm sind, dann leicht gewölbt für ca. 15 Sekunden über die geschlossenen Augen legen.

AUGEN SCHLIESSEN

Entspannt Augen und Geist: Augen schließen und für mindestens 10 Atemzüge geschlossen halten. Tief ein- und ausatmen.

FERNBLICK

Ein anhaltender Bildschirmblick ist anstrengend für die Augenmuskeln. Ideal wäre es, den Blick mindestens einmal pro halbe Stunde in die Ferne zu richten. Damit ist aber die tatsächliche Ferne gemeint, nicht der Blick durchs Zimmer: 40 Meter sollten es mindestens sein. Also aufstehen (da freut sich auch der Rücken) und aus dem Fenster blicken.

MASSAGE FÜR ENTSPANNTE AUGEN

Augen schließen und mit den Fingerkuppen den Rand der Augenhöhlen massieren, mit beiden Händen und an beiden Augen gleichzeitig: An der Nasenwurzel beginnen, dann nach außen über die Augenbrauen bzw. den Knochen unterhalb der Augenbrauen entlang bis zur Schläfe. Anschließend den Rand der Jochbeine unterhalb der Augen massieren. Mehrfach wiederholen.

Ohr-Energie

Manche behaupten, die Form der Ohren verrate etwas über Talente und Schwächen, Grundkonstitution und mehr. Sicher ist, dass sich im Ohr wichtige Akupressurpunkte befinden und eine sanfte Massage gegen Stress und Erschöpfung helfen kann.

Nimm dafür den oberen Teil des Ohrs zwischen Daumen und Zeigefinger. Der Zeigefinger liegt hinten, der Daumen mittig in der oberen Ohrmuschel (Shen-Men-Punkt). Übe sanften Druck auf diesen Punkt aus, dann ziehe das Ohr vorsichtig ein wenig nach außen. Fasse dann etwas tiefer und massiere mit sanftem Druck und kreisenden Bewegungen bis zur Ohrspitze. So lange wiederholen, bis das Ohr warm und rot ist. So stimulierst du durch eine kleine Ohrmassage die Energie deines ganzen Körpers.

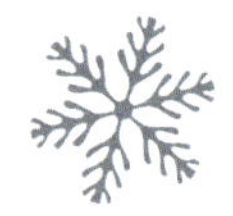

Fußreflexzonenmassage

Auf den Fußsohlen findet sich unser gesamter Organismus in verkleinertem Maßstab wieder. Jeder Punkt ist durch Meridiane mit einem anderen Organ verbunden. Durch eine sanfte Massage wird deshalb nicht nur der Fuß selbst verwöhnt, sondern der gesamte Organismus entspannt. Besonders schön ist die wechselseitige Fußmassage mit einem Partner – aber sie lässt sich auch wunderbar alleine durchführen.

Bade zuerst deine Füße in warmem Wasser und massiere sie dann mit deinem Lieblingsöl. Zuerst den rechten, dann den linken. Massiere in kreisenden und streichenden Bewegungen, vergiss auch die Zehen nicht.

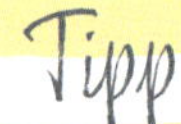

Tipp

Anfänger können die ersten Male auch mit Reflexzonen-Socken arbeiten, auf denen die einzelnen Zonen eingezeichnet und benannt sind.

Urlaub für die Füße

Wenn die Zeit oder Gelegenheit für ein Vollbad fehlt, kann auch ein Fußbad wahre Wunder wirken. Es ist schnell eingelassen in einer kleinen Wanne oder einem Eimer, und es lässt sich nahezu an jedem Ort einrichten. Dazu muss man auch keine anstrengende Wander- oder Einkaufstour hinter sich haben.

Die anregende Variante ist das Wechselbad, für das du einen Eimer mit heißem und einen mit kaltem Wasser benötigst. Wechsle von kaltem zum warmem Wasser und beende deine Anwendung mit dem kalten Eimer. Lege am besten Handtücher bereit, falls etwas daneben geht oder ein Gast überraschend klingelt.

Für einen besonderen Genuss sorgen einige Spritzer Badeöl im Wasser und eine kleine Massage mit Fußcreme zum Abschluss.

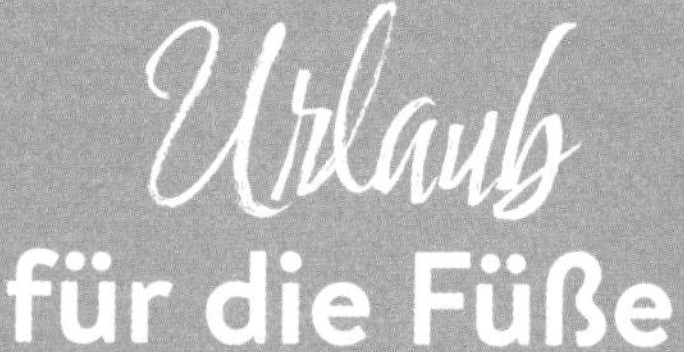

Apfel als Anker

Ein wirksamer Trick, sich die Achtsamkeit regelmäßig in Erinnerung zu rufen, ist einen Anker zu setzen. Also ein Zettelchen am Spiegel oder ein Knoten im Taschentuch oder aber auch eine tägliche Routine, die wir dem achtsamen Tun widmen.

Ein besonders gesunder Achtsamkeits-Anker ist der tägliche Apfel. Nimm dir einfach täglich eine Mini-Auszeit mit Apfel. D. h. du ziehst dich einfach mit einem Apfel kurz zurück und lässt es (bzw. ihn) krachen.

Konzentriere dich dabei auf den Geschmack, Geräusche, Gerüche und tu in der Zeit nichts anderes. Nicht grübeln, nicht nochmal über eine Liste schauen, nicht Wollmäuse unterm Bett entdecken. Einfach nur der Apfel und du. Für ein paar Minuten.

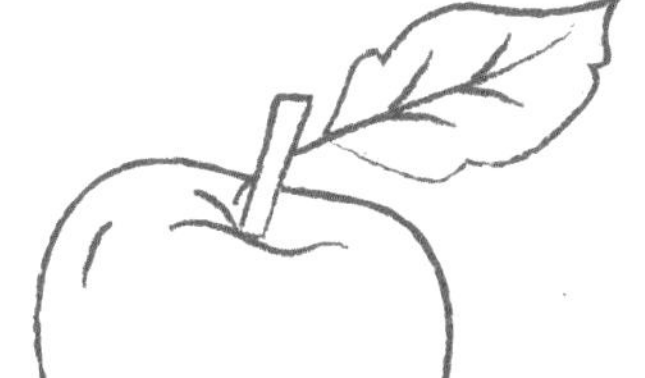

Gehmeditation
zu Hause

Buddhistische Mönche unterbrechen lange Phasen der Meditation im Sitzen mit einer Gehmeditation. Man könnte annehmen, dass sie das tun, um einen Ausgleich zum anstrengenden Sitzen zu haben und ihre eingeschlafenen Füße wieder zum Leben zu erwecken. Dem ist aber nicht so. Die Gehmeditation ist eine gleichwertige Meditationspraxis mit einer langen Tradition.

Gerade für Meditationsanfänger, Skeptiker und Rückengeplagte ist sie bestens geeignet, denn sie erlaubt Bewegung, und der Blick bleibt nach außen gewandt. Falls du dich der Meditation als Achtsamkeitsform weiter annähern willst, kann die Gehmeditation auch als Vorbereitung zur Meditation im Sitzen oder Liegen dienen, denn sie lässt dich zur Ruhe kommen. Bei vielen entsteht dabei ein Bedürfnis nach noch mehr Ruhe und Stille.

Diese Gehmeditation eignet sich nicht gut für draußen; zu langsam und nach innen gekehrt ist der Übende. Beginne deine erste Gehmeditation nach der Art der buddhistischen Mönche also zu Hause.

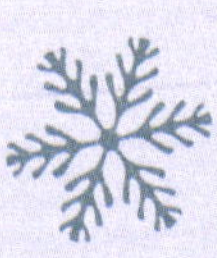
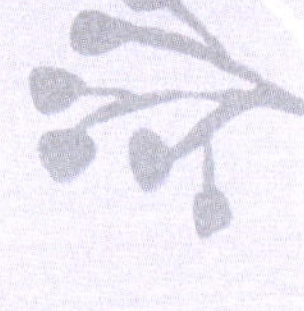

* Ziehe dich dafür an einen ruhigen Ort
  zurück, der dir genug Bewegungsfreiheit
  lässt. Ein langer Flur ist gut geeignet,
  oder nimm dir eine Diagonale durchs
  Wohnzimmer vor.

* Stell dich nun ruhig hin und spüre in
  deinen Körper. Richte die Wirbelsäule
  auf. Das geschieht, indem du dir vor-
  stellst, dass der Hinterkopf von einer
  Schnur nach oben gezogen wird und
  das Kinn ein wenig nach unten sinkt.
  Lass die Schultern sinken, während der
  Hinterkopf nach oben strebt.

* Drücke die Knie nicht ganz durch,
  und richte das Becken nach vorne,
  damit kein Hohlkreuz entsteht. Dabei
  entspannen sich die Pobacken.

* Richte dann alle Aufmerksamkeit auf
  deine Füße: Spüre die Fußsohlen und
  den Untergrund, auf dem du stehst.
  Bewege ruhig die Zehen, um Kontakt
  mit deiner Standfläche aufzunehmen.

* Die Arme kannst du locker hängen
  lassen, oder du hebst die linke Hand
  in einer lockeren Faust vor die Brust
  und umschließt sie mit der rechten.

Nachdem du deinen Stand gefunden und
dich einige Momente darin eingefühlt hast,
setzt du dich langsam in Bewegung und
folgst dabei diesem Ablauf:

* Setze ruhig und sehr langsam einen
  Fuß vor den anderen, wobei das Körper-
  gewicht jeweils ganz auf dem vorderen
  Fuß ruht.

* Die Verlagerung des Gewichts auf den
  vorderen Fuß geschieht immer mit der
  Ausatmung. Dann atme ein, um mit der
  nächsten Einatmung einen neuen Schritt
  zu tun.

* Auf diese Weise gehst du zehn oder
  hundert Schritte, das bleibt dir über-
  lassen. Setze dir das Ende des Flurs oder
  die Wohnzimmerwand als Ziel. Wenn
  du weitergehen möchtest, wende und
  setze deinen Weg fort.

Die Idee dabei ist, sich ganz im Einklang
mit der Schwerkraft und dem eigenen
Atem, aufgespannt zwischen Himmel und
Erde zu bewegen.

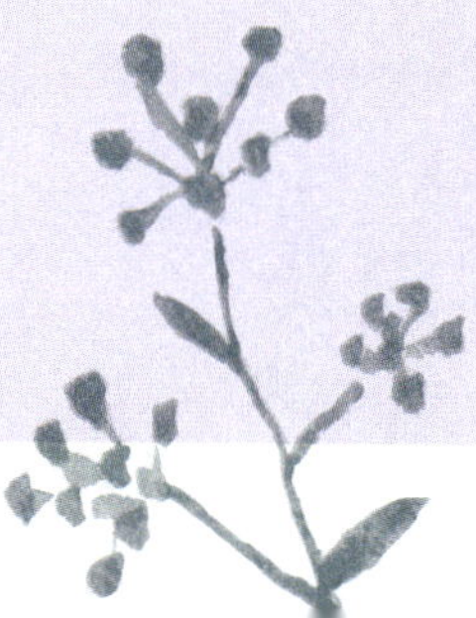

Die Qual
der Wahl

Es gibt Tage, an denen zu viele Möglichkeiten uns schier zur Verzweiflung bringen. Die Regale in Lebensmittelläden und Boutiquen sind berstend voll und selbst wenn bei der großen Auswahl etwas fehlen sollte, finden wir weitere Variationen und Angebote im Geschäft nebenan. Vom Internet ganz schweigen.

Sollte uns das unsere Kraft kosten, ist wieder einmal Zeit zum Innehalten. Niemand verlangt von uns, alle Möglichkeiten zu prüfen. „Weniger ist mehr" darf die Devise bleiben. Wer seine Zeit für etwas anderes nutzen möchte, der kann das tun.

Sollte also einmal der Shopping-Tag nicht enden wollen oder die vorm Computer verbrachte Zeit in keiner Relation zu dem stehen, was wir da herausfinden: Einfach stopp sagen. Und die alte Jacke noch einen Winter lang auftragen. Daran hindert uns niemand außer uns selbst.

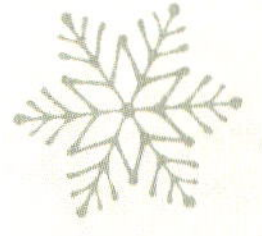

„Es ist nicht zu wenig Zeit, die wir haben, sondern es ist zu viel Zeit, die wir nicht nutzen."

Lucius Annaeus Seneca
(ca. 4 v. Chr.–65 n. Chr.)

Ins Dunkel gleiten

WIRKUNG AUF KÖRPER UND GEIST

Nach dieser Übung fühlst du dich hellwach, munter und geistig rege.
Die Körpermuskulatur hat sich entspannt, und du bist ausgeglichen und erfrischt.

SO GEHT'S

* Sitze entspannt auf einem Stuhl und atme einige Male tief ein und aus.

* Stelle die Füße schulterbreit auseinander.

* Jetzt den Rumpf leicht vorbeugen und die Arme auf den Oberschenkeln ablegen.

* Schließe die Augen.

* Stell dir eine schwarze Fläche vor.

* Bleibe eine Weile so sitzen und lass dich ins Schwarz hineinfallen.

* Genieße die Entspannung, die im Kopf- und Nackenbereich entsteht.

* Tauche langsam wieder aus der Erholungsphase auf, indem du die Augen öffnest.

* Schaue dann möglichst weit in die Ferne, z. B. aus dem Fenster.

Mit ganzem *Herzen*

Wie oft sind wir mit etwas beschäftigt und tun im Geiste schon etwas anderes? Wir sitzen mit der Zeitung beim Frühstück, befinden uns in Gedanken aber schon halb im Büro. Im Büro angelangt, lesen wir die erste Ladung E-Mails, sind in Gedanken aber schon bei der Konferenz, der wir mit unguten Gefühlen entgegenblicken. In der Konferenz träumen wir uns nach Hause, wo allerdings auch noch ein paar unangenehme Erledigungen warten. Ist der Tag schließlich geschafft, sitzen wir vielleicht vor dem Fernseher und lassen uns von einer Quizshow oder einer nicht sehr gehaltvollen Familienserie berieseln. Allerdings nicht ohne den Gedanken daran, was man sonst noch tun könnte: z. B. die Spülmaschine ausräumen, damit man morgen früh entspannt und konzentriert die Zeitung lesen kann.

Es lohnt sich, aus diesem Kreis auszubrechen. Die Zeitung lesen und nichts anderes tun und denken. E-Mails beantworten, ohne sich ablenken zu lassen. In der Konferenz sitzen und sich voll und ganz den dort besprochenen Themen widmen. Nach der Arbeit eine Pause einlegen, sich die Zeit nehmen, eine Weile aus dem Fenster zu schauen. Sich dann erst neuen Verpflichtungen zuwenden. Und wenn Ausruhen angesagt ist, dann soll es auch wirklich Ruhe sein.

**Tun, was getan werden muss –
alles zu seiner Zeit.**

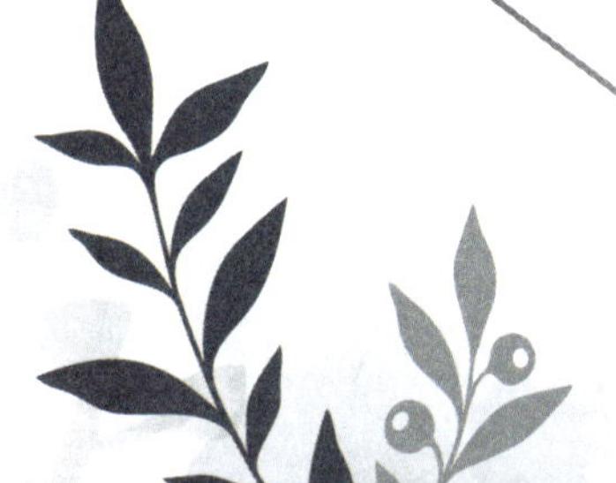

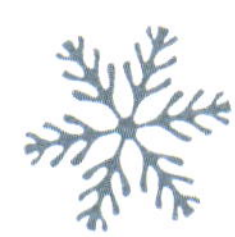

Die
Rosinenübung

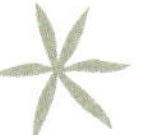

Mit dieser klassischen Achtsamkeits-Übung kann man sich anschaulich vor
Augen führen, wie ganz bewusste Wahrnehmung, wie Achtsamkeit wirkt
und funktioniert. Nimm dazu eine Rosine in die Hand. Schau sie dir an,
wie sieht sie aus? Welche Farbe hat sie?

Nun nimm sie in die Finger und drück sie leicht. Wie fühlt sie sich an?
Dann führe sie an deine Nase. Was riechst du? Vielleicht riecht
die Rosine süß, vielleicht herb?

Jetzt führst du die Rosine ans Ohr und reibst sie etwas zwischen
Zeigefinger und Daumen. Was hörst du, wie hört es sich für dich an?

Nun führst du die Rosine langsam zu deinem Mund. Wie fühlt sie sich
an deinen Lippen an? Dann steckst du die Rosine in deinen Mund.
Wo liegt die Rosine, wie schmeckt dieser erste volle Kontakt zu ihr?
Achte auch auf deinen Atem.

Dann fängst du an die Rosine zu kauen, langsam, so oft du kannst.
Wie schmeckt sie? Wenn dieser Prozess zum Ende kommt, wird Schlucken
ausgelöst und du darfst dem im Vertrauen nachgeben. Der Rest wird
auf wunderbare Weise von deinem Körper übernommen.

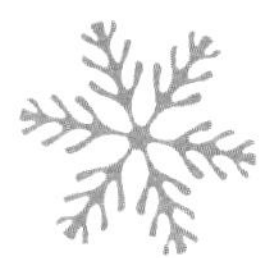

Den Tag beschließen

Ein Glas Wein, vorm Fernseher eingenickt und dann doch zu spät
im Bett. Für viele sieht so der Feierabend aus, insbesondere nach einem
stressigen Arbeitstag. Was einem zur lieben Gewohnheit geworden ist,
hindert einen womöglich daran, einen wirklich entspannten Abschluss
zu finden.

Stattdessen könnte man auch mal versuchen, den Tag, den man
erleben durfte, mehr zu würdigen. Indem man ihn Revue passieren lässt,
sich ein paar Begebenheiten in Erinnerung ruft, die angenehm waren
und die gut gelaufen sind. Die Ruhe genießt, die eingetreten ist,
und zwar richtig, ohne irgendwelchen Input. Vielleicht noch ein paar
Schritte um den Block spaziert oder in den nächstgelegenen Wald.

Und gönn dir schließlich auch ein paar bewusste Momente
im Bett mit der Vorstellung, wie angenehm es ist, in die Kissen sinken
zu dürfen und einzuschlafen. Wichtig: Der Job gehört nicht ins
Schlafzimmer! Einzige Ausnahme: Du gleitest mit dem Gedanken
an ein schönes Erfolgserlebnis selig in den Schlaf hinüber.

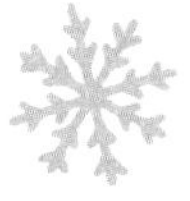

Erwarte nicht das Ende

Wir erwarten so oft das erlösende Ende von etwas, das man glauben könnte, wir hätten Zeit im Überfluss. Ein langweiliger Vortrag, eine Vereinssitzung, eine stundenlange Bahnfahrt, der Geburtstagsabend bei den Nachbarn, der kalte, dunkle, nasse Winter …

Manchmal kriechen die Minuten (oder gar Wochen) dahin und man würde den Uhrzeiger gerne von Hand anschieben oder einfach mal ein paar Kalenderblätter früher abreißen. Wäre es doch nur vorbei!

Das passiert auch besonders oft, wenn wir anfangs Achtsamkeit praktizieren. Man sitzt da und kann das Ende nicht erwarten, vertreibt sich die Zeit mit Überlegungen zur Weltlage oder mit dem inneren Schreiben eines Einkaufszettels. Schon mancher hat während einer Yogastunde in Gedanken die ganze Wohnung umgeräumt.

Hier fängt die Übung an: Ob Meditation, Konferenz oder Jahreszeit, erwarte nicht das Ende. Sei einfach da und nimm das Sein wahr. Nimm deine Ungeduld wahr. Sage ihr freundlich Hallo und bitte sie genauso freundlich hinaus. Du lebst nämlich im Hier und Jetzt, wo Anfang und Ende keine Rolle spielen.

Im Hier und Jetzt sein

Und wie geht das jetzt, dieses vielzitierte "im Hier und Jetzt sein"? Wir hören diese Wendung immer wieder, aber was bedeutet sie eigentlich? Hier ein Versuch, sie in drei wesentlichen Punkten zusammenzufassen:

1. Bei sich selbst sein, also sich als atmenden, denkenden, fühlenden Menschen wahrnehmen. Das funktioniert besonders gut über die Wahrnehmung des eigenen Atems, der unsere direkte Verbindung zum Leben ist.

2. Bewusst die Umgebung wahrnehmen. Klar wissen wir, wo wir gerade sind, sonst könnten wir unseren Alltag nicht meistern. Aber vieles (Schöne!) übersehen wir in der Hektik oder weil wir es schon so oft gesehen haben. Genauer hinzuschauen lohnt sich.

3. Bewusst seine Mitmenschen wahrnehmen. Das ist für viele der schwierige Teil, aber auch der beglückendste. Mein Gegenüber hat genau wie ich Gedanken, Gefühle, Wünsche. Es lohnt sich außerordentlich, sich das klarzumachen.

Mandelmilch-Aprikosen-
Badesmoothie

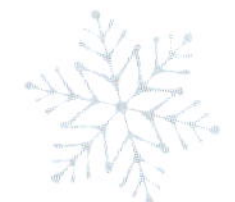
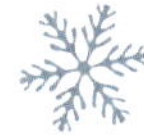

*Nach einem ausgiebigem Winterspaziergang ist ein warmes Bad –
oder auch Fußbad – die wunderbarste Entspannung. Am besten geht das
mit einem duftigen, pflegenden Badezusatz. Die Inhaltsstoffe dieses
sahnig-cremigen Badesmoothies sind besonders gut für den Teint,
bekämpfen schuppige Haare und trockene Haut.*

ZUTATEN

2 reife Aprikosen

250 ml Mandelmilch

40 ml Mandelöl

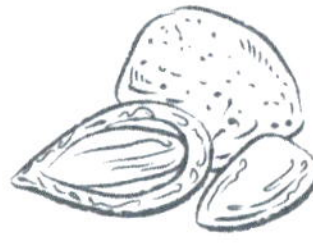

HERSTELLUNG

Die Aprikosen entsteinen und pürieren. Mandelmilch und Mandelöl zufügen und nochmals pürieren, bis die Masse cremig ist.

ANWENDUNG

1-mal wöchentlich genießen. Vor der Anwendung
kräftig schütteln. Die Mandelmilch-Aprikosen-
Mischung in das warme Badewasser einrühren.
Ca. 30 Minuten darin entspannen. Sanft abtrocknen und eventuell vorhandene Fruchtstückchen
entfernen.

HALTBARKEIT

Der Badezusatz sollte möglichst direkt nach der
Herstellung angewendet werden. Im Kühlschrank
aufbewahrt, hält er sich ca. sieben Tage, z. B. in
einem Glas mit Schraubverschluss. Vor Gebrauch
nochmals schütteln oder kurz verrühren.

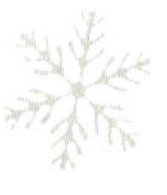
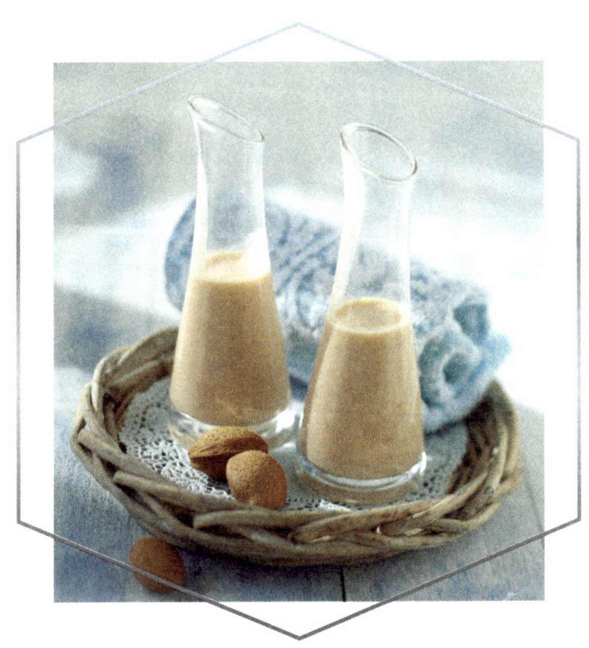

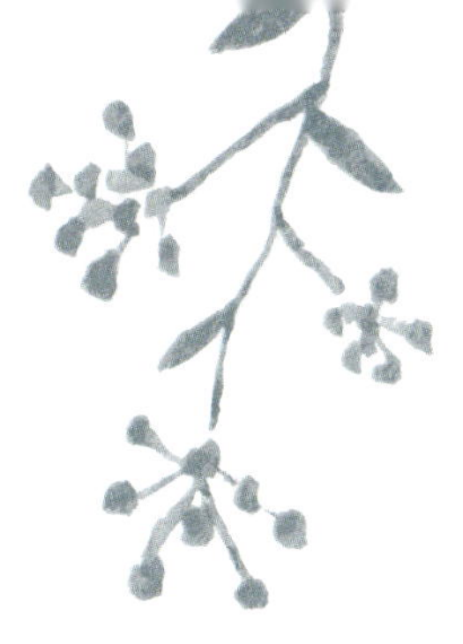

Yoga:
Der Sonnengruß

Der Morgen startet perfekt mit dem klassischen Yoga-Sonnengruß. Wer ihn wirklich bei Sonnenaufgang praktizieren kann, hat es gut; das muss aber nicht sein. Auch ohne Sonne werden Körper und Seele damit für den Tag aktiviert. Der Sonnengruß ist außerdem das perfekte Warm-Up vor den kleinen Yoga-Einheiten auf den nachfolgenden Seiten.

SO GEHT'S

1. Ausatmen, dabei die Hände vor der Brust zusammenpressen.

2. Einatmen, dabei die Arme heben und die Schulterblätter zusammenbringen.

3. Ausatmen, dabei die Knie beugen, den Oberkörper nach vorn neigen und die Hände rechts und links neben den Füßen aufstellen.

4. Einatmen, dabei das rechte Bein in eine kniende Stellung nach hinten bringen.

5. Nicht atmen; auch das andere Bein nach hinten stellen, sodass du im Vierfüßlerstand bist.

6. Ausatmen und flach auf den Bauch legen; die Stirn sollte den Boden berühren.

7. Einatmen, dabei Brust und Kopf heben; Hände bleiben auf den Boden gestützt.

8. Ausatmen, dabei mit gestreckten Beinen den Rumpf vom Boden wegdrücken; die Hände stehen noch auf dem Boden.

9. Einatmen, dabei den rechten Fuß nach vorn zwischen die Hände stellen, in Hockstellung gehen.

10. Ausatmen, wieder beide Beine mit gebeugten Knien nebeneinander zwischen die Hände stellen.

11. Einatmen und aufrichten; die Knie sind noch etwas gebeugt.

12. Ausatmen und langsam die Arme sinken lassen.

Die zwölf Stellungen sollten flüssig hintereinander ausgeführt werden, und das am besten in mindestens vier Runden.

Berg und Mond

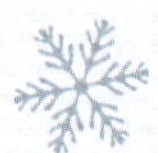

Dieses Yoga-Kurzworkout bringt dich in Bewegung, lockert die Schultern und dehnt die von vielem Sitzen häufig verkürzten Hüftbeuger. Schließ beim Ausklang die Augen und versuch, an gar nichts zu denken. Einfach nur einatmen und ausatmen.

BERGSTELLUNG II

- Stell dich gerade hin. Die Füße sind parallel und etwa hüftbreit voneinander entfernt.
- Die gesamte Wirbelsäule bleibt in ihrer natürlichen Haltung. Richte dich bewusst auf, halte den Kopf aufrecht und empfinde ihn als Verlängerung deiner Wirbelsäule.
- Ziehe nun die Schulterblätter nach hinten und unten und weite dadurch den Brustkorb.
- Dabei hebe die Arme gestreckt zur Seite, aber nicht rechtwinklig, sondern in einem Winkel von 45 Grad, sodass die Fingerspitzen seitlich von dir auf den Boden zeigen.
- Atme dabei tief ein und aus und verharre einige Atemzüge lang.
- Wiederhole den Wechsel von Spannung und Entspannung 4- bis 6-mal.

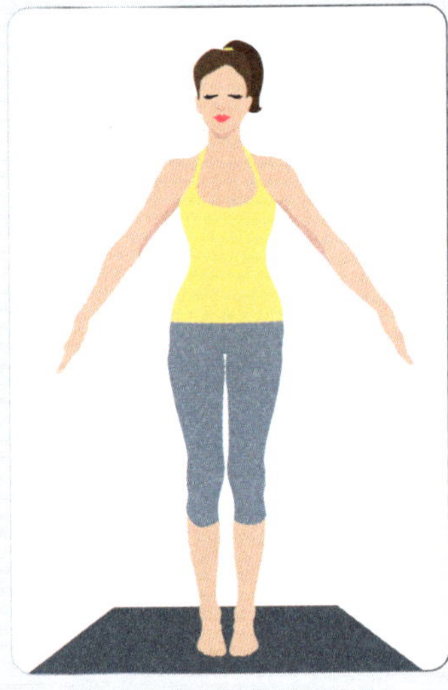

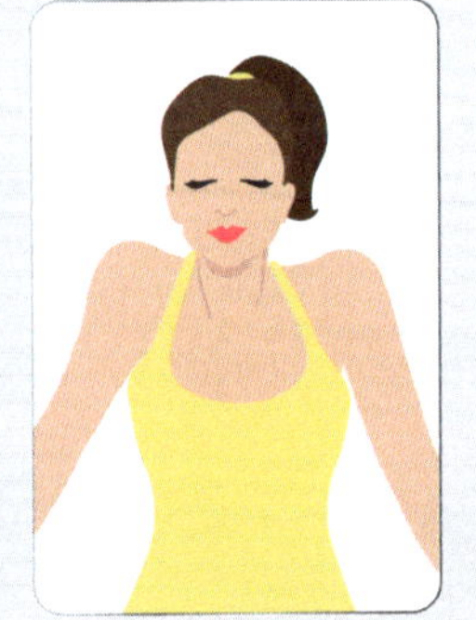

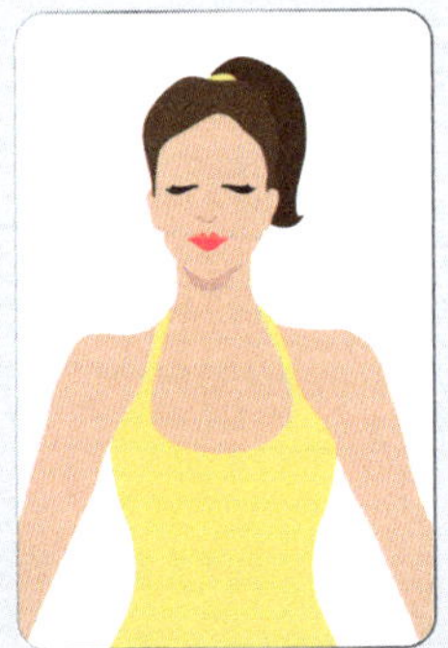

ÜBERLEITUNG

- Ziehe im aufrechten Sitz oder im Stand langsam beide Schultern nach oben (in Richtung der Ohren) und atme dabei tief durch die Nase ein.
- Ziehe die Schulterblätter nach hinten und drücke diese dann wieder nach unten, sodass du insgesamt mit den Schultern einen großen Rückwärtskreis ziehst.
- Dabei atme tief durch die Nase aus.
- Wiederhole diesen Bewegungsablauf 3- bis 5-mal.

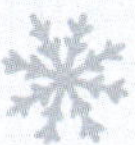

HALBMOND I

- Knie dich auf den Boden, und bringe den rechten Fuß nach vorn auf den Boden. Das rechte Knie sollte hinter der rechten Fußspitze bleiben.
- Bringe dein linkes, aufgesetztes Bein deutlich weit zurück.
- Nimm die Arme über den Kopf und führe die Handflächen zusammen. Dein Blick richtet sich geradeaus. Du spürst deutlich den Dehneffekt im Hüftbereich; schiebst du diese nach vorn, verstärkt er sich.
- Bleibe in der leicht vorgeschobenen Position 3–4 Atemzüge lang.
- Übe die Position auch mit dem linken Fuß nach vorn in der beschriebenen Weise aus.

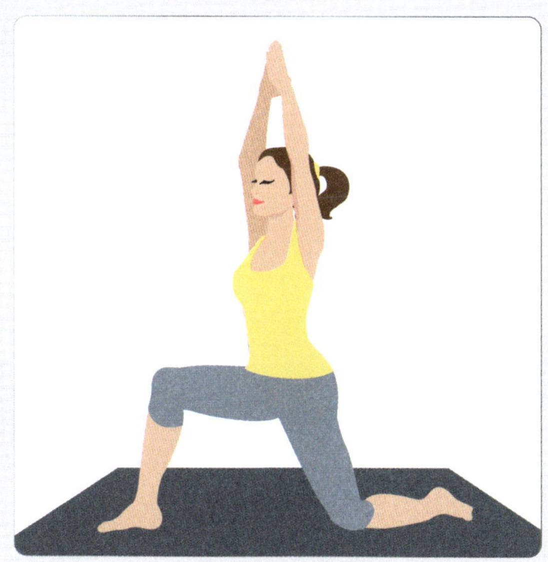

AUSKLANG

- Lege dich auf den Bauch. Die Entspannung fällt dir leichter, wenn du ein eingerolltes Handtuch (oder auch eine Nackenstütze) unter deine Sprunggelenke legst. Manche fühlen sich in dieser Position auch wohler mit einem eingerollten Handtuch unter der Leiste.
- Nimm die Arme unter der Stirn zusammen, bis sich die Hände überlagern.
- Lege deinen Kopf auf die Hände und drehe ihn langsam zur Seite.
- Bleibe in dieser Position einige Atemzüge lang und drehe dann den Kopf zur anderen Seite.

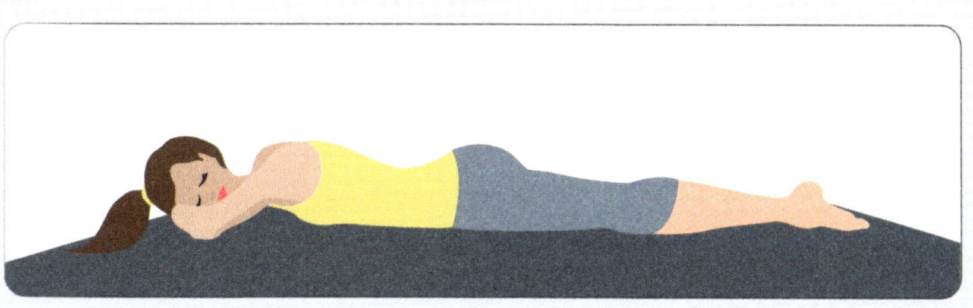

Baum und Katze

Dieser Flow bringt dich in Balance, verlängert und mobilisiert Rücken und Hüftbeuger. Geübte legen beim "Baum" den Fuß des angewinkelten Beins am Oberschenkel des anderen Beins an, Einsteigerinnen können die Fußspitze auf dem Boden abstellen. Po anspannen! Und niemals den Fuß gegen das gegenüberliegende Knie stemmen.

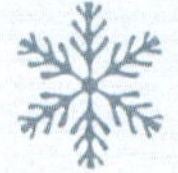

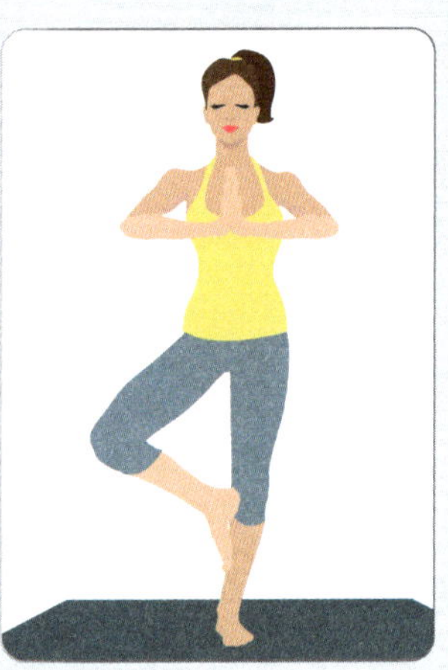

BAUM I

- Im aufrechten Stand verlagerst du das Gewicht auf das linke Bein und legst den rechten Fuß unten an den Unterschenkel des linken Beines.
- Lass das Knie des Standbeins leicht gebeugt, das gibt sicheren Stand.
- Führe nun die Handflächen vor der Brust aneinander. Verharre 3 bis 4 Atemzüge in dieser Position und senke beim Ausatmen die Arme ab.
- Übe dann den Baum auf der anderen Körperseite (rechtes Standbein).

ÜBERLEITUNG

- Stell dich gerade hin. Die Füße sind parallel und etwa hüftbreit voneinander entfernt.
- Die gesamte Wirbelsäule bleibt in ihrer natürlichen Haltung. Richte dich bewusst auf, halte den Kopf aufrecht und empfinde ihn als Verlängerung deiner Wirbelsäule.
- Ziehe nun die Schulterblätter nach hinten und unten und weite dadurch den Brustkorb.
- Dabei hebe die Arme gestreckt zur Seite, aber nicht rechtwinklig, sondern in einem Winkel von 45 Grad, sodass die Fingerspitzen seitlich von dir auf den Boden zeigen.
- Atme dabei tief ein und aus und verharre einige Atemzüge lang.

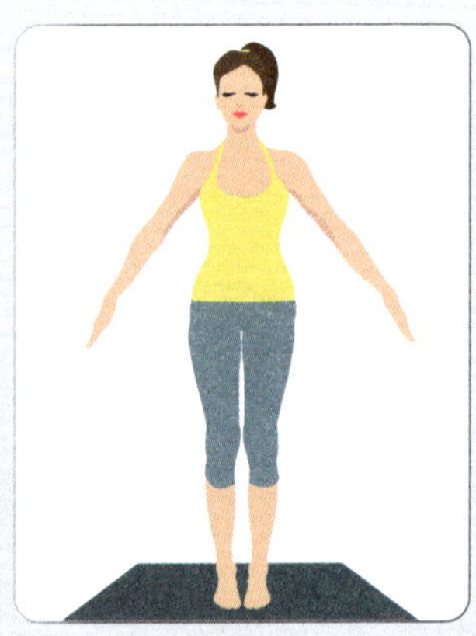

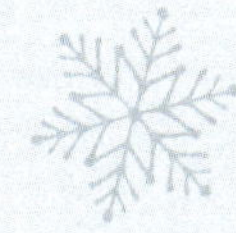

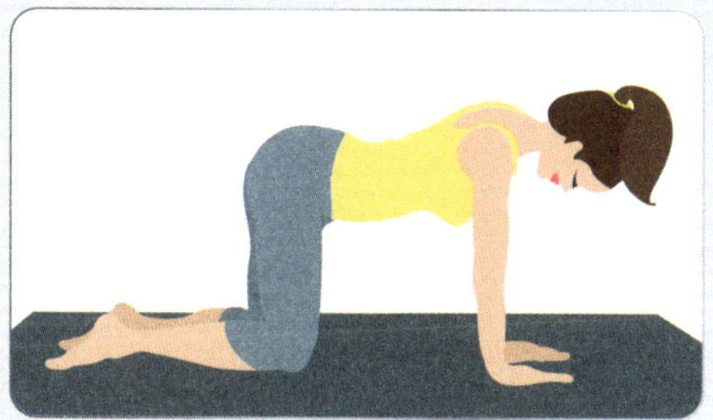

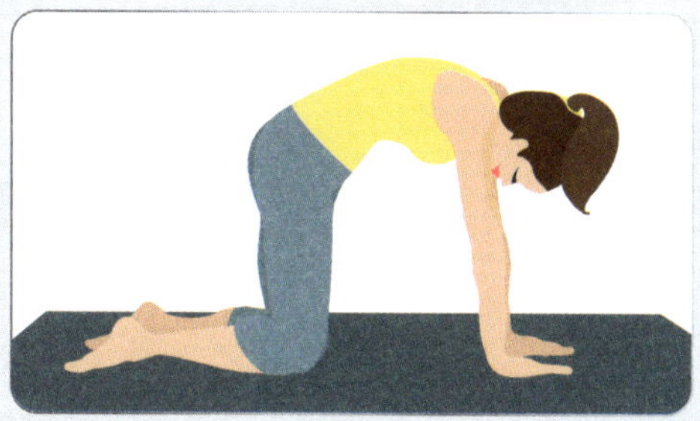

KATZE UND KUH

- Begib dich in den Vierfüßlerstand (Hände unter den Schultern und Knie unter den Hüftgelenken).
- Richte den Blick nach unten und halte den Kopf in Verlängerung der Wirbelsäule.
- Atme tief ein und gehe dabei in ein leichtes Hohlkreuz ("Kuh").
- Beim anschließenden Ausatmen drücke deine gesamte Wirbelsäule nach oben und lass dabei den Kopf locker nach unten hängen ("Katze").
- Richte die Bewegungsgeschwindigkeit nach dem Tempo deiner Atmung.
- Gehe 3-mal von der "Kuh" in die "Katze" und zurück.

AUSKLANG

- Setze dich auf den Boden.
- Richte den Rücken gerade auf und lass die Schultern entspannt fallen.
- Winkel nun ein Bein und dann das andere an.
- Bring dabei beide Fersen so nah wie möglich an den Körper.
- Bring deine Mittelfinger und Daumen zusammen (Mudra) und konzentriere dich jetzt auf Entspannung und tiefes und ruhiges Ein- und Ausatmen.
- Bleib einige Minuten so sitzen.

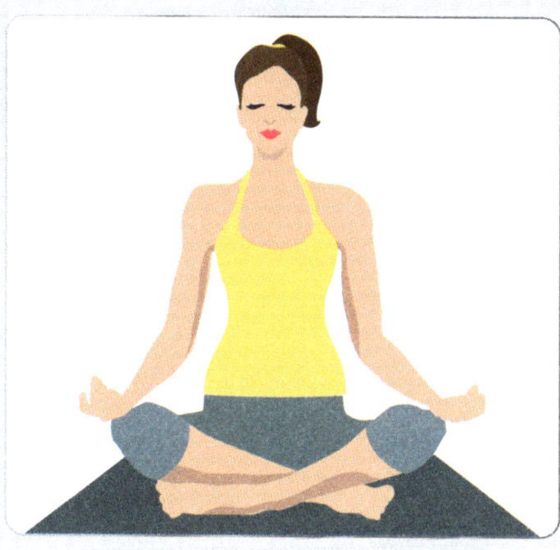

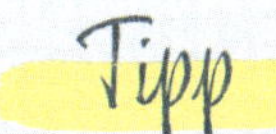

Tipp

Sehr Geübte schließen bei Balancen wie der "Baum"-Position entspannt die Augen. Alle anderen suchen sich am besten einen festen Punkt auf dem Boden, den sie im Auge behalten, dann fällt das Balancieren deutlich leichter.

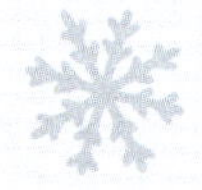

Held und Tiger

Ein Flow voller Energie! Stehe in der ersten Übung bewusst besonders stolz, gestreckt und aufrecht. Beim „Tiger" kannst du visualisieren, wie du dich an ein Problem heranschleichst und es am Schlafittchen packst. Beim Ausklang darfst du dann mal kurz die Welt abschalten und entspannen.

HELD I

- Stell dich mit weit geöffneten Beinen in einen aufrechten Stand.
- Die Beine sind gestreckt, die Füße stehen parallel zueinander.
- Hebe nun beim Einatmen die Arme über den Kopf, wobei die Handflächen nach oben zeigen, bis die Hände aneinanderliegen.
- Drehe den linken Fuß nach innen und den rechten Fuß nach außen.
- Drehe das rechte Bein und den Rumpf aus der Hüfte heraus nach rechts.

- Beuge nun das rechte Bein und schiebe die Hüfte nach unten.
- Verharre einige Atemzüge lang und strecke dann beim Einatmen das rechte Bein.
- Anschließend drehe dich wieder nach vorn, senke die Arme und atme dabei ruhig aus.
- Führe die Übung nun zur anderen Seite aus.
- Halte die Heldposition mindestens 10 ruhige Atemzüge lang.

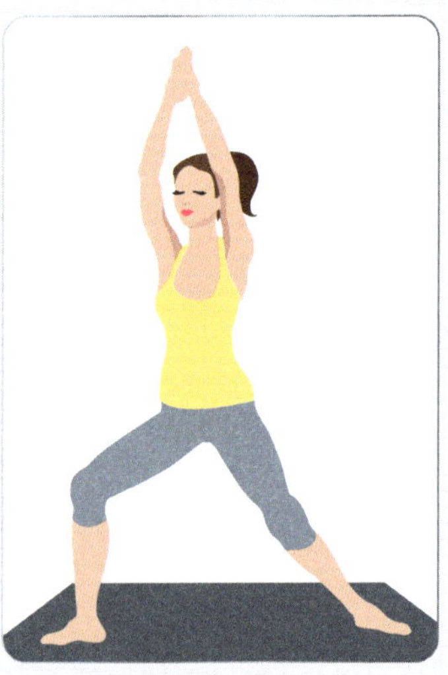

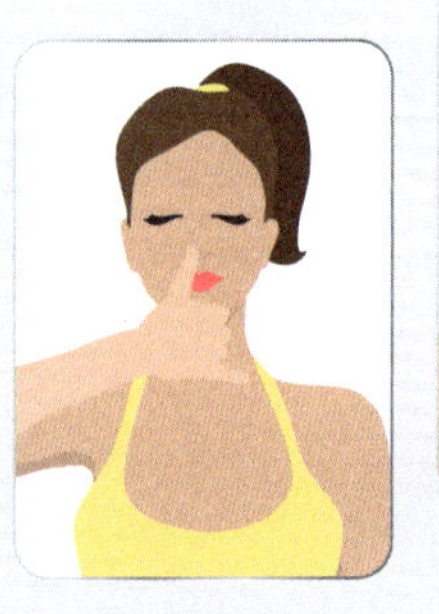

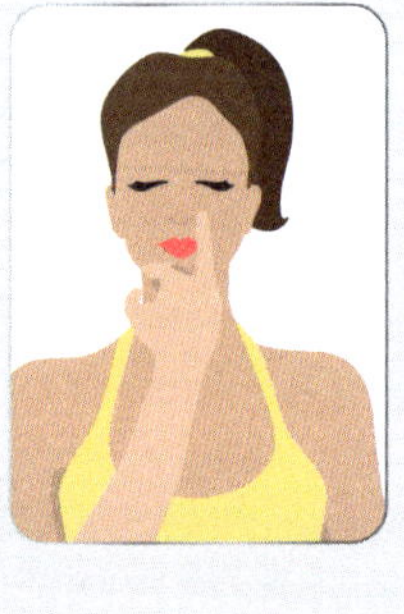

ÜBERLEITUNG

- Schließe mit dem Daumen der rechten Hand das rechte Nasenloch und atme langsam und tief aus.
- Atme durch das freie linke Nasenloch tief ein und schließe dann mit dem Ringfinger der rechten Hand auch das linke Nasenloch.
- Halte den Atem an und zähle bis acht.
- Löse den Daumen vom rechten Nasenloch und atme vollständig aus.

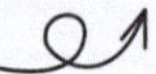

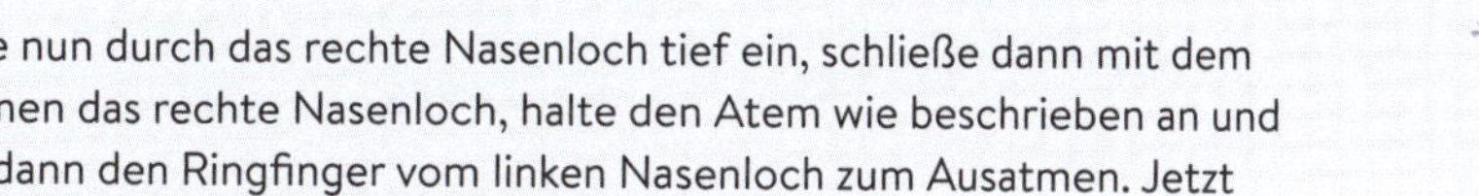
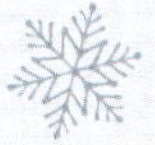

- Atme nun durch das rechte Nasenloch tief ein, schließe dann mit dem Daumen das rechte Nasenloch, halte den Atem wie beschrieben an und löse dann den Ringfinger vom linken Nasenloch zum Ausatmen. Jetzt wieder links einatmen und den Zyklus von vorn beginnen.
- Wiederhole die vier Phasen 6- bis 10-mal.

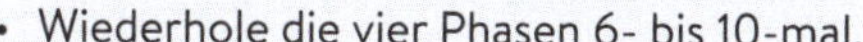

TIGER

- Begib dich in den Vierfüßerstand (Hände unter den Schultern und Knie unter den Hüftgelenken).
- Atme aus, ziehe dabei dein linkes Knie in Richtung Kopf und mach dich rund.
- Atme jetzt ein und strecke dabei deine Wirbelsäule und dein linkes Bein.
- Der Kopf geht zurück in die Verlängerung der Wirbelsäule.
- Halte die Position bei angehaltenem Atem einen Moment und gehe dann beim Ausatmen in die runde Stellung zurück.
- Wiederhole diese Übung in einer ruhigen und fließenden Bewegung und wechsel dann zum anderen Bein.
- Übe den Wechsel zwischen Rundrücken und gestreckter Position 5- bis 10-mal pro Seite.

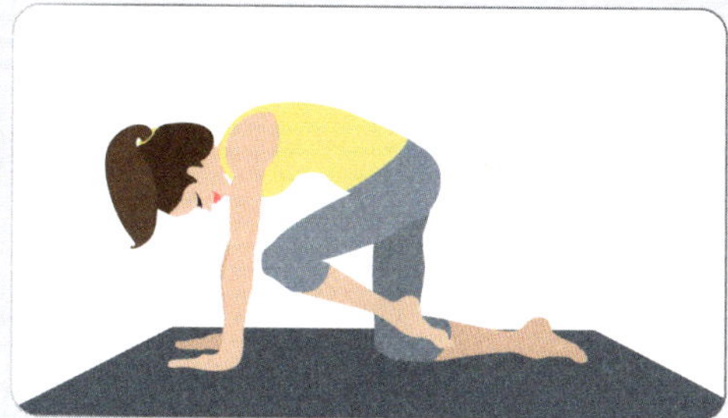

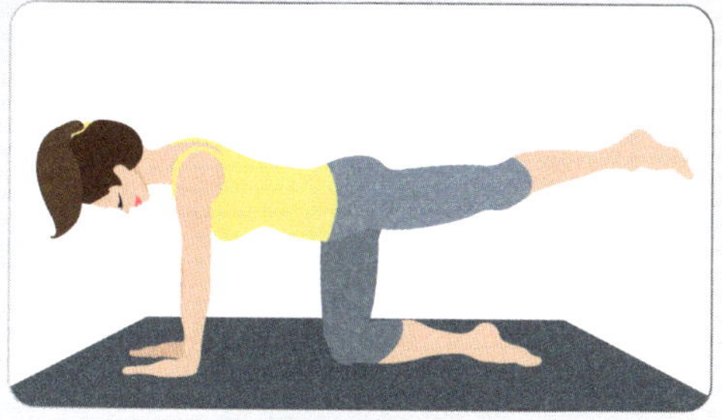

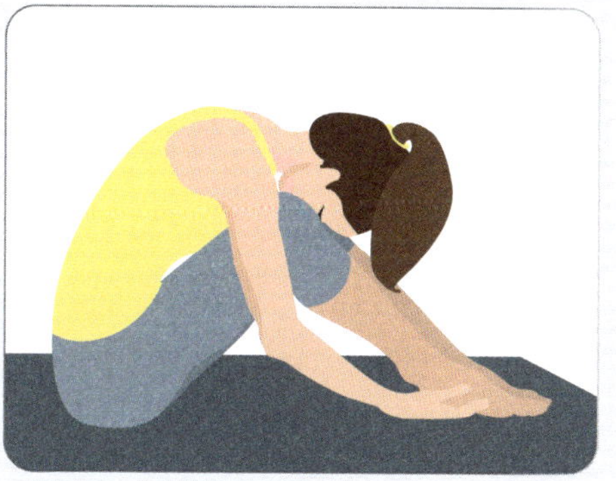

AUSKLANG

- Setz dich entspannt auf dein Gesäß und umfasse deine angewinkelten Beine.
- Leg deine Stirn auf die Knie und lass dich locker nach unten hängen, bis du die Entspannung zwischen den Schulterblättern spürst.
- Atme tief ein und aus und verweile mindestens 10 Atemzüge in dieser Position.

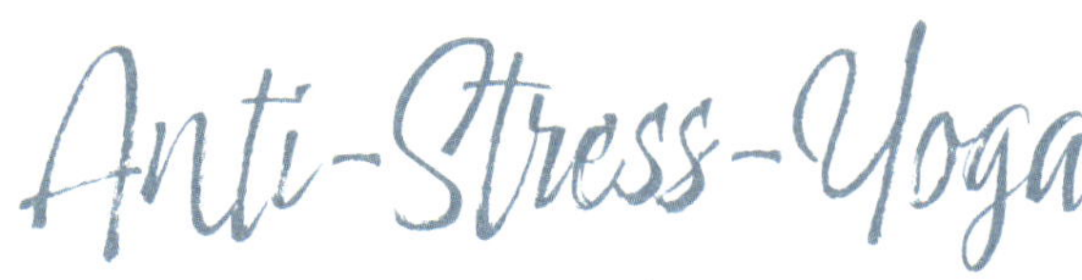

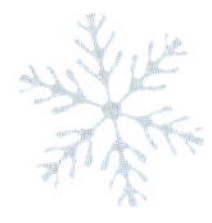

Mit den folgenden kurzen Atem- und Balanceübungen kannst du in Stresssituationen mal kurz abschalten, um wieder einen klaren Kopf zu bekommen. Auch vor wichtigen Telefonaten oder potentiell nervenaufreibenden Familientreffen eine gute Sache, um seinen Mitmenschen ruhiger, konzentrierter und entspannter zu begegnen.

ATEMMUSTER

Die Atemübungen kannst du direkt auf deinem Stuhl sitzend ausführen, aber bitte auf der vorderen Kante, mit freiem Rücken, die Füße stehen fest auf dem Boden. Noch besser wäre, du setzt dich im Schneidersitz auf den Boden. Alternativ kannst du dich auch hinstellen. In jedem Fall sollte deine Wirbelsäule so gerade aufgerichtet wie möglich sein. Versuche nun, ein großes und weiches Atemmuster zu entwickeln. Dann wird der Geist ruhig, und Emotionen stabilisieren sich. Die alten Yogameister glaubten, das Auf und Ab der Gefühle über den kontrollierten Atemstrom, den man durch die Nasenlöcher fließen lässt, dirigieren zu können. Das Einatmen durch das rechte Nasenloch und das Ausatmen durch das linke aktiviert und stimuliert uns. Wenn man die Übung umgekehrt macht, beruhigen wir uns.

Hier sind einige Beispiele für die Zeitdauer der Ein- und Ausatmung – die Ziffern stehen für Sekunden. Beginne folgendermaßen: 8 (Einatmen) – 0 (Atempause) – 8 (Ausatmen) – 0 (Atempause); 8-0-16-0; 7-3-7-3; usw.

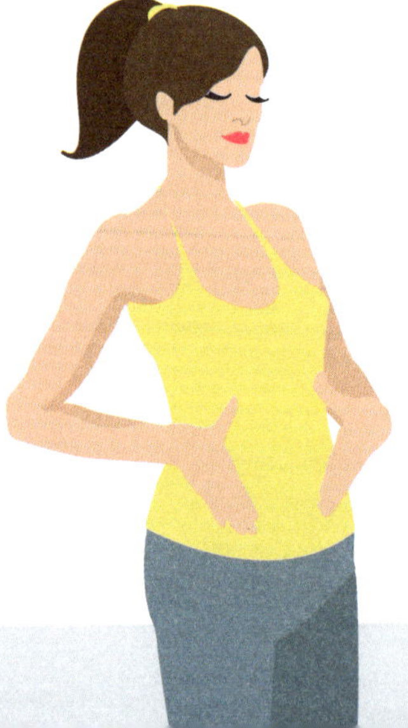

BAUCHATMUNG

- Stell dich aufrecht hin, mit gerader Wirbelsäule, weil du nur dann wirklich frei atmen kannst.
- Atme langsam und tief ein und lass zu, dass sich der Bauch dabei nach außen wölbt.
- Lass anschließend die Luft in den Brustkorb strömen.
- Atme langsam und gleichmäßig aus.
- Zur Unterstützung der Ausatmung ziehe die Bauchmuskulatur leicht zusammen, der Bauch sinkt wieder ein und der Brustkorb entspannt sich.
- Ein- und Ausatmung sind gleich lang.
- Wiederhole die Übung für mindestens 10 Atemzüge.

ADLER

- Ausgangsposition ist der gerade Stand mit hüftbreiter Fußstellung.
- Verlagere nun dein Körpergewicht auf das rechte Bein, hebe den linken Fuß und lege ihn über den rechten Oberschenkel.
- Die Arme werden auf Brusthöhe gekreuzt und die Finger ineinander verschränkt.
- Halte diese Stellung einige Atemzüge lang und wechsele dann auf das andere Bein.
- Löse den Adler wieder auf, wenn du spürst, dass dein Standbein verkrampft.

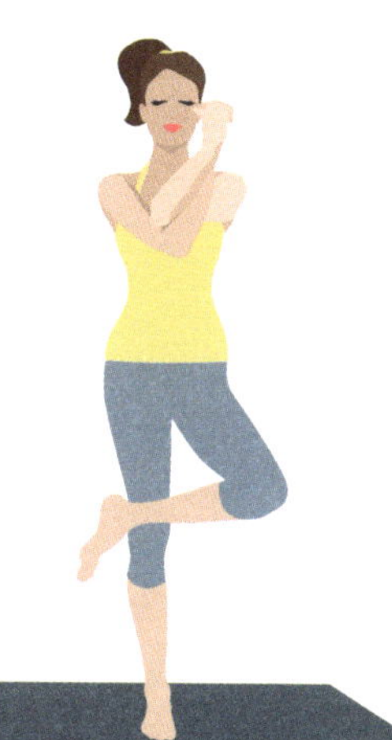

Tipp

Fixiere für besseres Gleichgewicht einen festen Punkt mit den Augen.

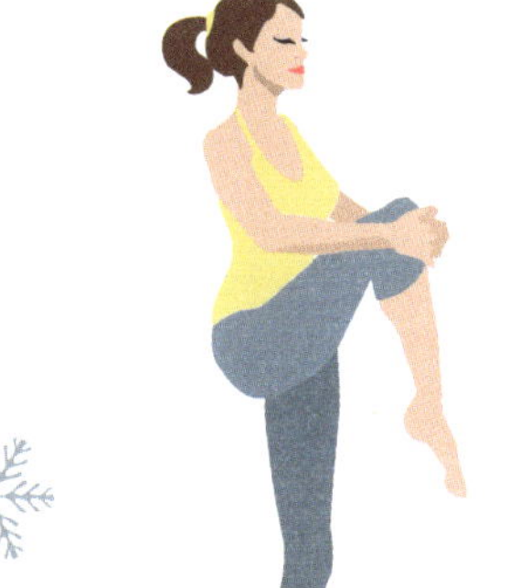

WINKEL

- Einatmen.
- Im aufrechten Stand ein Bein anwinkeln, der Fuß ist gestreckt.
- Das Knie mit den Händen umfassen; Schultern nicht hochziehen.
- Ausatmen.
- Bauch und Po sind fest; Balance für 5 Atemzüge halten.
- Einatmen.
- Die Schultern leicht nach hinten ziehen.
- Ausatmen.
- Die Position lösen und gerade stehen.

DER BAUM

Auch der "Baum" ist eine wunderbare Anti-Stress-Übung. Verwurzle dich tief mit den Füßen im Boden und komm zur Ruhe. Anleitung auf Seite 44.

KRIEGER III

- Verlagere dein Gewicht auf das linke Bein und strecke das andere Bein leicht nach hinten, wobei du dich noch mit den Zehenspitzen abstützt.
- Jetzt verlagere das gesamte Gewicht des Oberkörpers mit beiden Armen langsam nach vorn.
- Versuche jetzt, dich in eine waagerechte Position zu bringen, d. h. den Oberkörper so zu beugen und das ausgestreckte hintere Bein so zu heben, dass Arme, Rumpf und freies Bein in der Waagerechten eine gerade Linie bilden.
- Führe die Balance nun auf dem rechten Bein aus.
- Wiederhole die Übung auf jedem Bein 2- bis 4-mal, solange du dich dabei wohl fühlst.

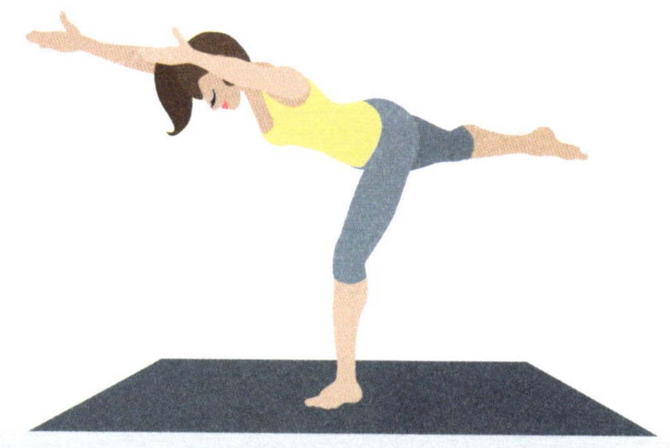

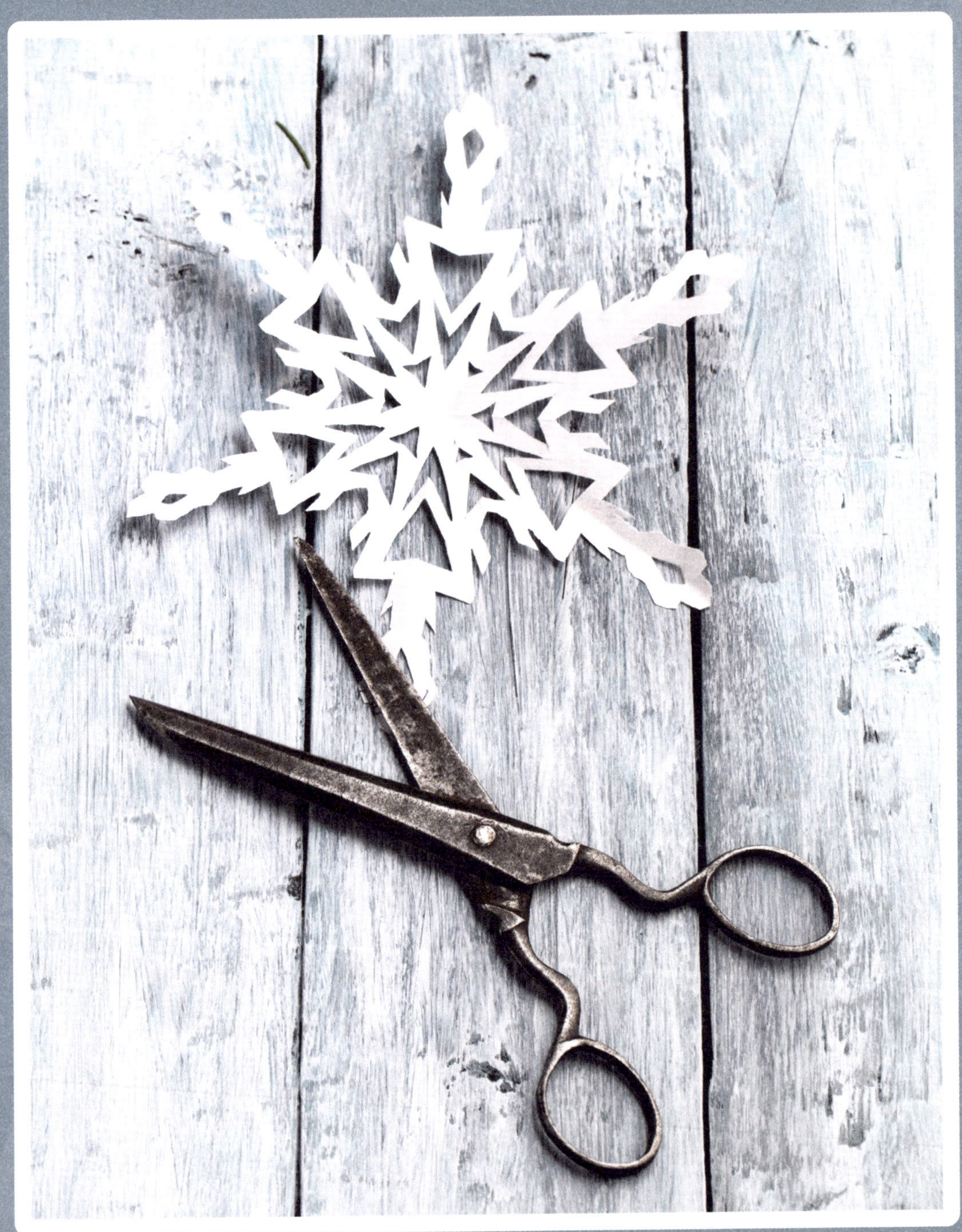

Kreative Winterzeit

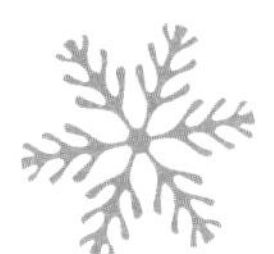

Winterzeit ist Bastelzeit. Am besten gemütlich mit
Tee und schöner Musik. Basteln ist nicht so dein Ding?
Dann verbuche die kleinen DIY-Projekte in der
wichtigen Kategorie "Neues ausprobieren".
Entdecke dabei neue Kreativtechniken, die dich
entspannen. Origami zum Beispiel. Oder mit
Naturmaterial basteln. Oder Mandalas zeichnen.
Viel Freude bei deinen kreativen Auszeiten!

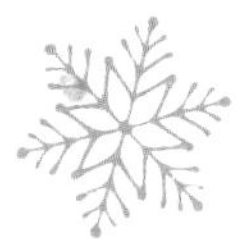

Ausmalen

Ausmalen ist etwas Schönes, auch für erwachsene Ausmalkünstler. Ausmalbilder für Erwachsene bieten vielfältige, komplexe Motive, bei deren Farbgebung du dich kreativ austoben und gleichzeitig entspannen kannst. Ausmalen macht Spaß, fokussiert die Gedanken auf eine Sache und entführt dich so für kurze Zeit aus dem Alltag. Fang gleich auf dieser Seite an! Weiter hinten im Buch findest du einige weitere schöne Motive.

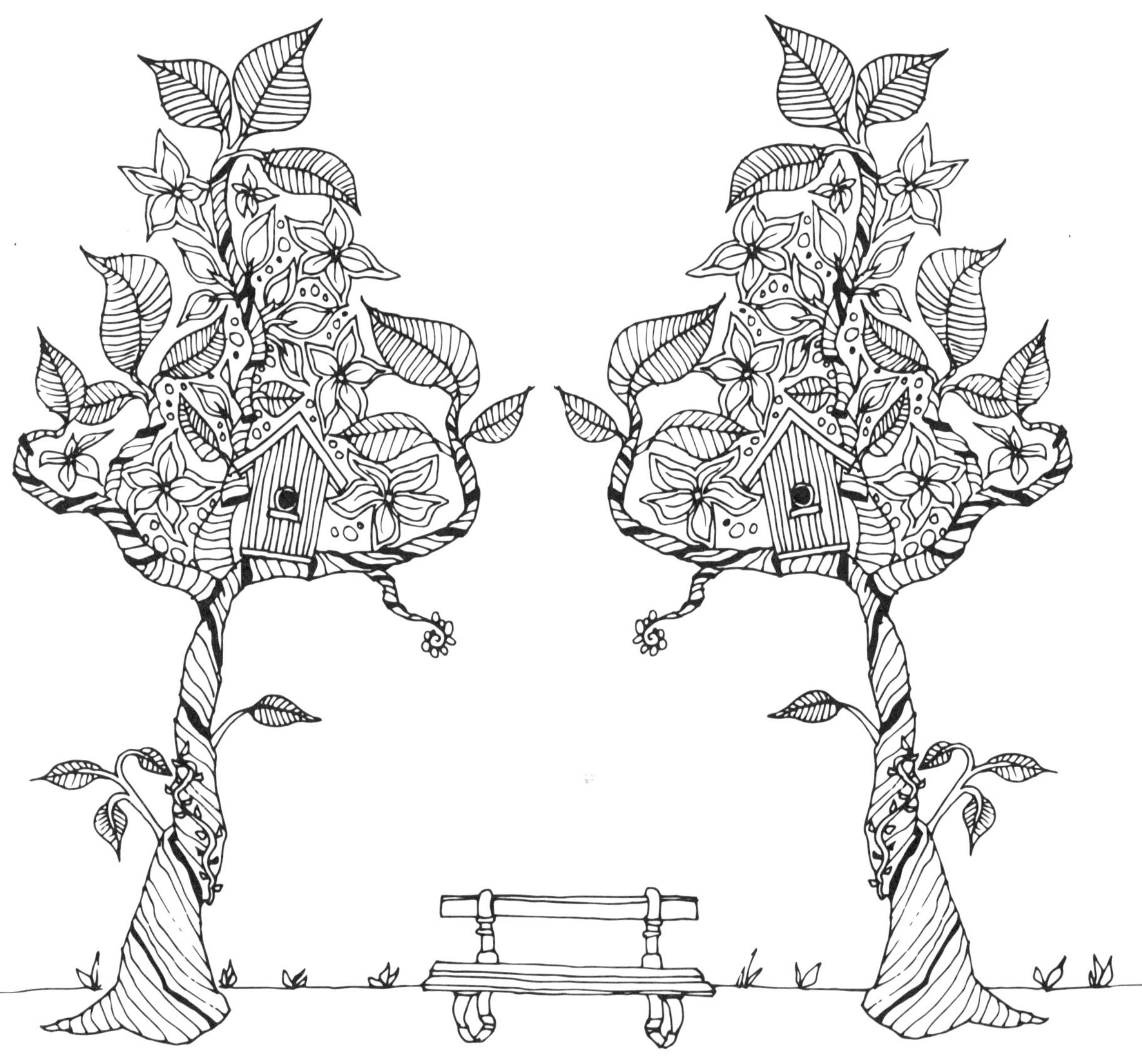

Stricken für die Seele

Stricken zu lernen ist nicht ganz leicht. Manche werden sich noch daran erinnern, welch verzogene Lappen sie zur Grundschulzeit produziert haben. Und wie schwierig es damals schien, eine einmal fallen gelassene Masche ohne Verluste wieder in die ursprüngliche Reihe zu bringen. Zum Glück verhält es sich mit dem Stricken wie mit dem Fahrradfahren: Wer es einmal erlernt hat, verlernt es auch nicht wieder, selbst wenn seit dem letzten Mal eine lange Zeit vergangen ist.

Das Schöne am Stricken ist, dass es Geist und Hände gleichermaßen beschäftigt und man beim monotonen Abheben und Umschlingen der Maschen wunderbar zur Ruhe kommt. Wer stricken kann, ist zudem klar im Vorteil bei der Suche nach einer ebenso produktiven wie entspannenden Pausenbeschäftigung.

Darum schau doch mal nach, ob du in einer lange nicht geöffneten Schublade noch Wolle und Nadeln findest. Wenn nicht: Es gibt in den Geschäften und online eine riesige Auswahl an schöner und leicht zu verarbeitender Wolle und Nadeln für jeden Zweck und Geschmack.

Und wer noch nicht stricken kann, der schaue sich um nach einem guten Einsteigerstrickbuch oder einem Kurs – live oder online. Es gibt mittlerweile viele Strick-Kreise, in denen man zusammen strickt und sich gegenseitig mit Tipps aushilft. Dort sind auch Anfänger willkommen. Geeignet für den Beginn sind vor allem einfache Stücke wie winterwarme Schals oder Pulswärmer. Die verlangen nicht viel Aufmerksamkeit, machen dem Träger viel Freude und eignen sich zudem hervorragend als kleine Geschenke für Freunde. Und wer absolut keine Lust aufs Stricken hat: Auch Häkeln, Sticken, Knooking und Makramee können wunderbar entspannend sein.

Origami

Origami, die japanische Papierfaltkunst, kennt wohl jeder. Hast du es schon mal ausprobiert? Die volle Konzentration aufs ganz exakte Falten (denn sonst funktioniert es nicht) kann herrlich entspannend sein. Der Kopf schaltet ab, die Sinne an. Diese bunten Nelken falten auch Origami-Anfänger ganz leicht. Nimm dir Zeit, such in Ruhe schöne Papiere aus, lausche auf das Rascheln und beobachte, wie sich mit jeder exakten Faltung dein Papier immer mehr in eine Blüte verwandelt.

Größe: 10 cm hoch

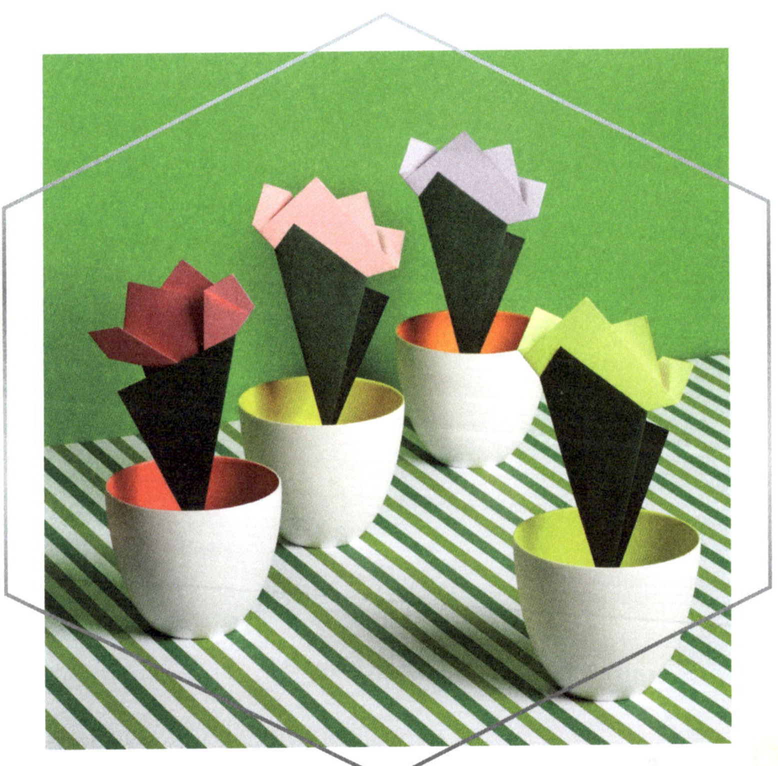

MATERIAL

2 Blatt Kopierpapiér in Pink, Rosa, Flieder oder Gelb und Dunkelgrün, ca. 80 g/m², je 10 × 10 cm

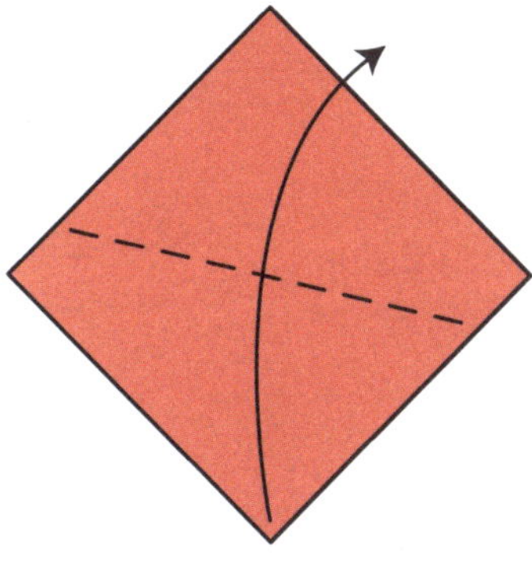

1. Zuerst die Blüte falten. Dafür die gewünschte Farbe auswählen und das Papier wie abgebildet ausrichten. Nun die untere Ecke schräg nach oben falten.

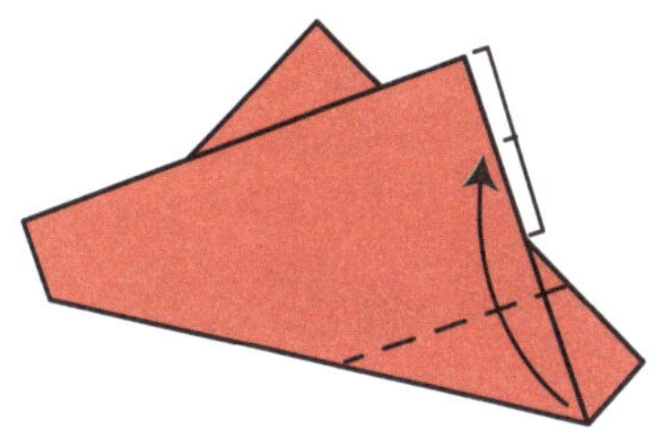

2. Die rechte untere Ecke circa zur Mitte der angegebenen Kante falten (siehe Skizze).

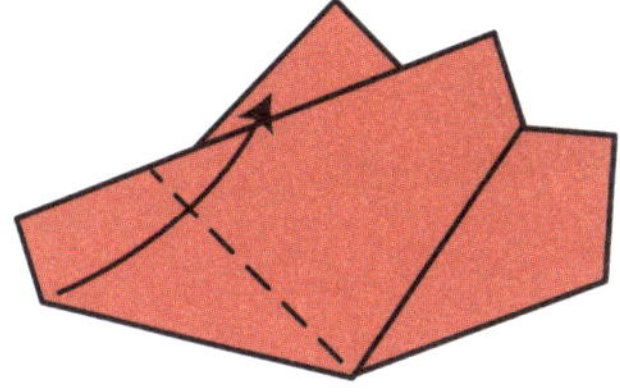

3. Dann die linke Ecke spiegelsymmetrisch zum vorherigen Schritt falten.

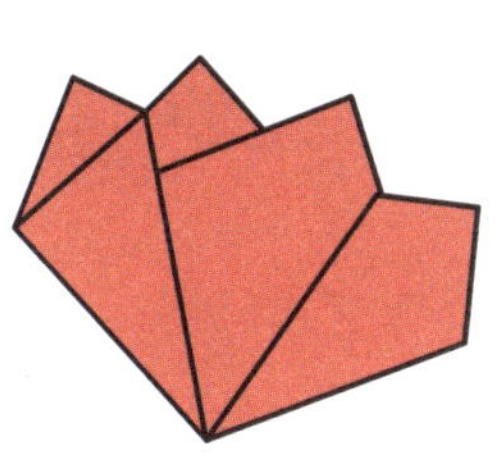

4. Modell wenden. So sieht die fertige Blüte aus.

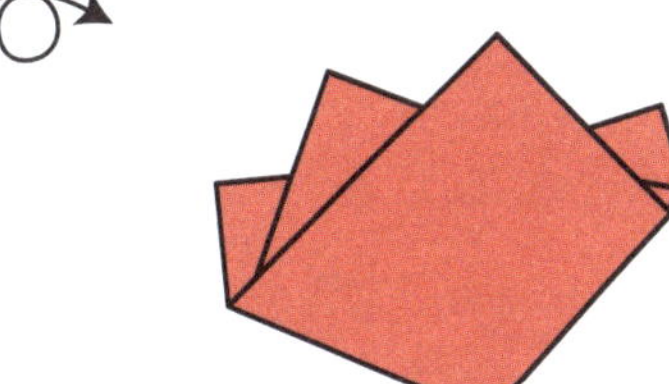

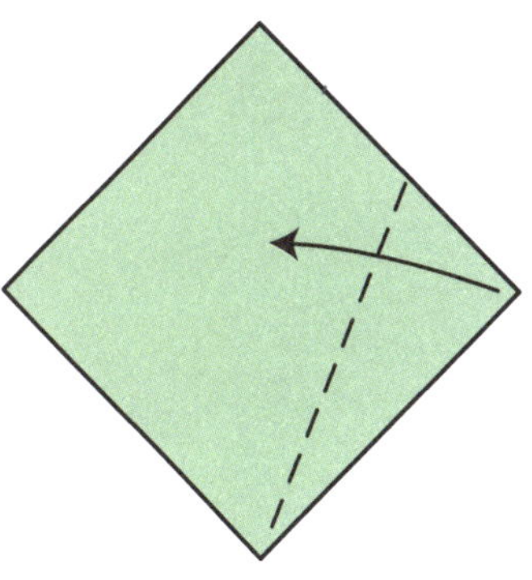

5. Das dunkelgrüne Papier nehmen und eine Seite etwa zur Mitte falten.

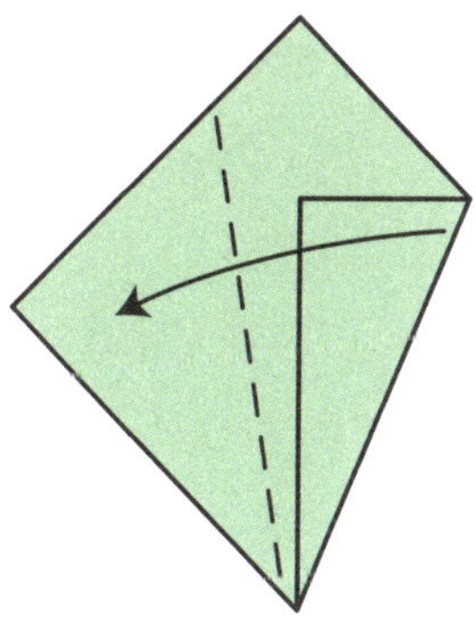

6. Die rechte Seite fast bis zum Rand nach links herüberfalten.

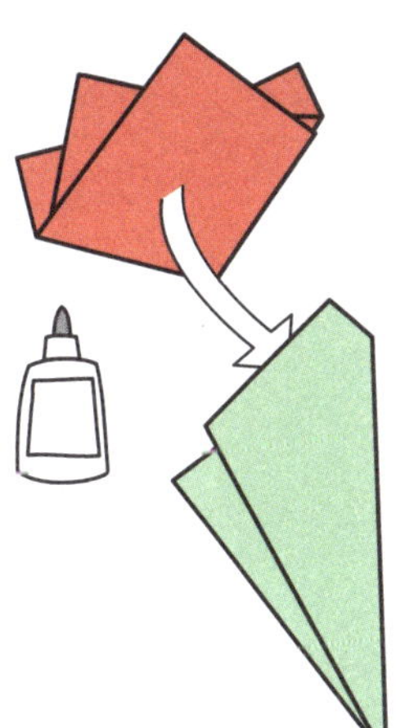

7. Zuletzt die Blüte in den Kelch stecken und mit Klebstoff fixieren.

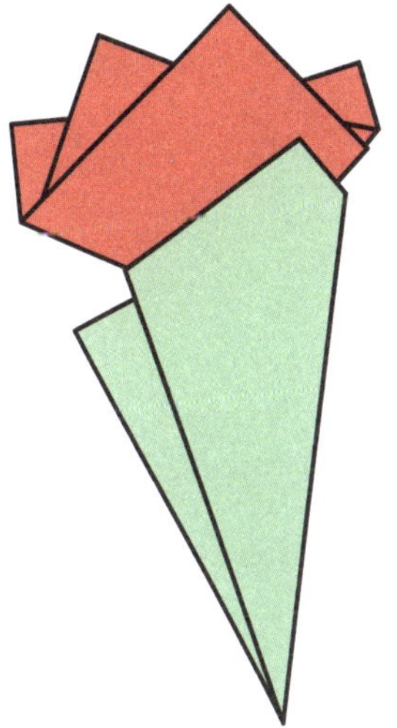

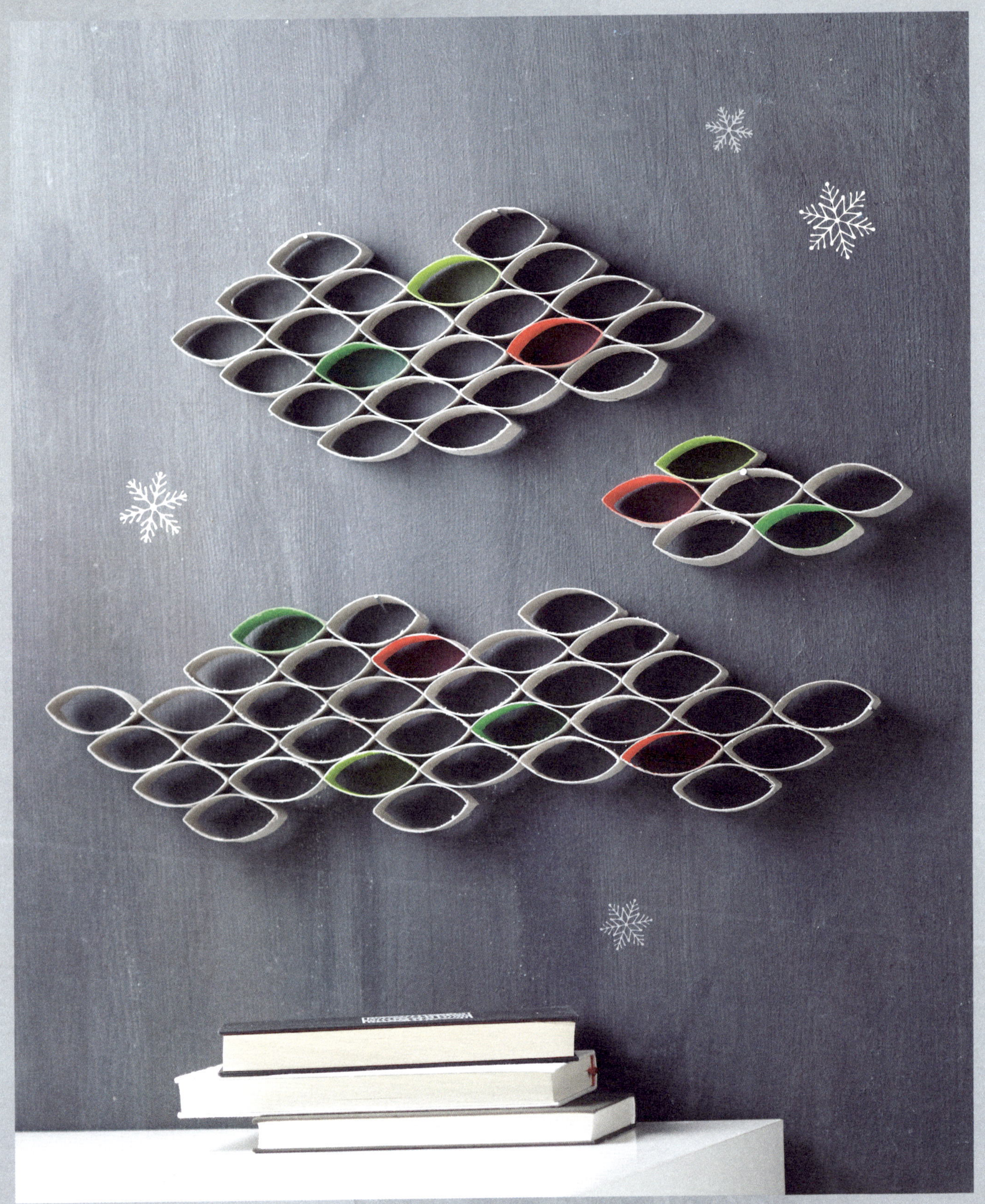

Upcycling

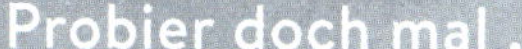

Mit Upcycling-Kunst liegst du nicht nur voll im Nachhaltigkeitstrend, sondern es ist auch immer wieder toll zu sehen, wie aus "Müll" mit ein wenig Kreativität etwas ganz Anderes und Schönes werden kann. Diese stilisierten Fischschwärme sehen nach frischem Fang aus der coolen Galerie im nächsten Stadtviertel aus. In Wahrheit kannst du sie ganz leicht selber machen.

Größe: kleiner Teil 18 x 9 cm, mittlerer Teil 36 x 18 cm, großer Teil 54 x 18 cm
Schwierigkeitsgrad: ❄ ❄ ❄

MATERIAL

ca. 21 leere Klopapierrollen ohne Aufdruck

Neon-Acrylfarbe in Gelb, Grün und Pink

Außerdem

Lineal

Pinsel

Bastelkleber

Hammer und Nägel
(zum Aufhängen)

1. Die Klopapierrollen jeweils zu Ellipsen zusammendrücken und in 2 cm breite Streifen schneiden. Pro Rolle ergeben sich so drei Streifen.

2. Pro Schwarm etwa drei bis vier ellipsenförmige „Fische" von innen mit Neonfarbe bemalen. Gut trocknen lassen.

3. Die Fische zu Schwärmen in unterschiedlichen Größen zusammensetzen. Ist die Anordnung wie gewünscht, alles mit je einigen Tropfen Kleber zusammenkleben. Trocknen lassen.

4. Jeden Schwarm an ein bis zwei Nägeln an der Wand aufhängen. Zuvor sorgfältig die gewünschten Positionen ausmessen.

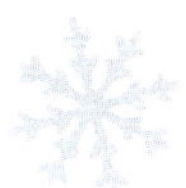

Tipp

Die Neonfarben leuchten besonders gut, wenn die Farbe mehrfach aufgetragen wird. Farbe nach jeder Schicht trocknen lassen.

Ideen sammeln

*Kreativ sein – einfach so? Ach, dazu fehlen mir die Ideen. Kennst du diese Gedanken?
Dabei steckt jeder Mensch voller Ideen! Nur vergessen wir sie leider oft genauso schnell, wie sie
zu uns kamen. Ob zum Zeichnen, Schreiben, Basteln, Nähen, Backen: Lass dich von deiner
Umgebung täglich inspirieren. Wichtig ist: Zwinge nichts herbei – und notiere dir die Idee sofort.*

EINE IDEE

Eine Idee lässt sich nicht auf Knopfdruck erzeugen, egal, ob wir nun nach einem Geschenk für einen wunschlos zufriedenen Freund suchen oder nach einem Motiv für das erste Gemälde in Öl. Wir sind darauf angewiesen, dass die Idee freiwillig kommt. Man kann sie nicht einfach erzeugen und auch beim allerbesten Willen nicht herbeidenken. Das Charakteristische einer Idee ist, dass sie uns fast immer zufliegt, geschenkt wird, plötzlich am Rande unserer Gedanken auftaucht. Dabei sind Ideen oft wie scheue Tiere, die sich verstecken. Manchmal kommen sie im Rudel daher oder in Schwärmen, aber kaum versucht man eine davon zu fassen, verflüchtigen sich alle. Je auffälliger wir lauern, um eine zu erwischen, desto scheuer werden sie.

Darum ist es zuweilen besser, sich um eine Idee gar nicht weiter zu kümmern. Tu, was du tun möchtest, und überlasse die Ideen sich selbst. Beobachte sie bestenfalls aus dem Augenwinkel. Du wirst sehen: Plötzlich werden sie zutraulich, nähern sich, lassen sich fangen und aufs Papier bringen!

IDEEN SAMMELN

Gestern noch hattest du eine geniale Idee für ein besonderes Fotomotiv, ein Kreativprojekt, ein Gedicht? Und jetzt ist alles weg? Verlass dich nicht darauf, dass dir Ideen und Einfälle in Erinnerung bleiben. Ideen sind flüchtig und das Leben sehr komplex.

Wer gerne kreativ sein möchte, macht sich am besten ein kleines Notizbuch mit Stift zum ständigen Begleiter. Halte einfach zwanglos alles fest, was dir in einem Moment bemerkenswert erscheint. Manche Ideen wirst gebrauchen, mit anderen schon kurze Zeit später nichts mehr anfangen können. Aber erst durch deine Notizen kannst du sie festhalten, sortieren, wegwerfen, kreative Verbindungen aufbauen – und vielleicht etwas ganz Neues daraus kreieren.

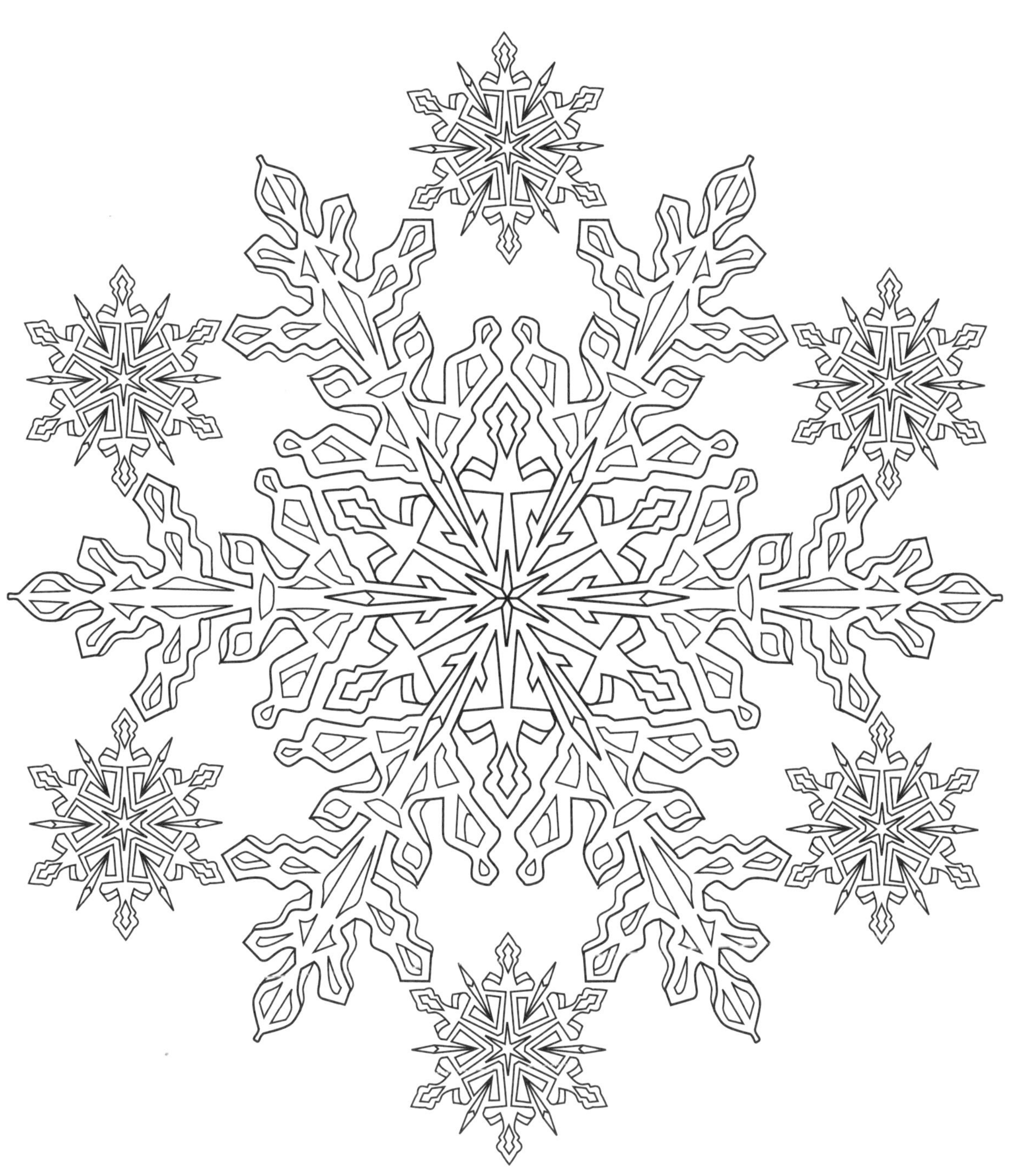

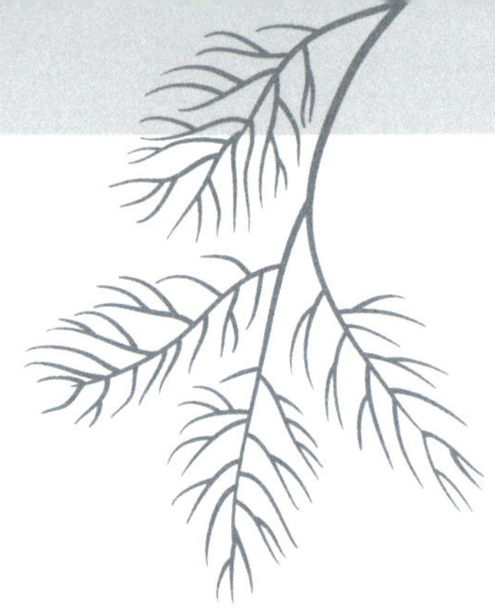

Zen-Art

Bei Zen Art entsteht durch das Kombinieren sich wiederholender Formen, Muster und Linien ein komplexes Gesamtkunstwerk. Statt auf Papier wird hier auf Steine gemalt. So lernst du gleich zwei tolle Kreativtechniken kennen. Mit den Steinen kannst du dein Zuhause dekorieren – oder die Steine für neugierige und achtsame Spaziergänger in Stadt, Park oder Natur am Wegesrand ablegen.

Größen: zwischen 13 x 8 cm und 6 x 5 cm
Schwierigkeitsgrad: ❄ ❄ ❄

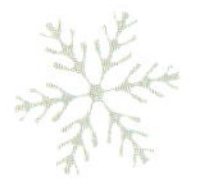

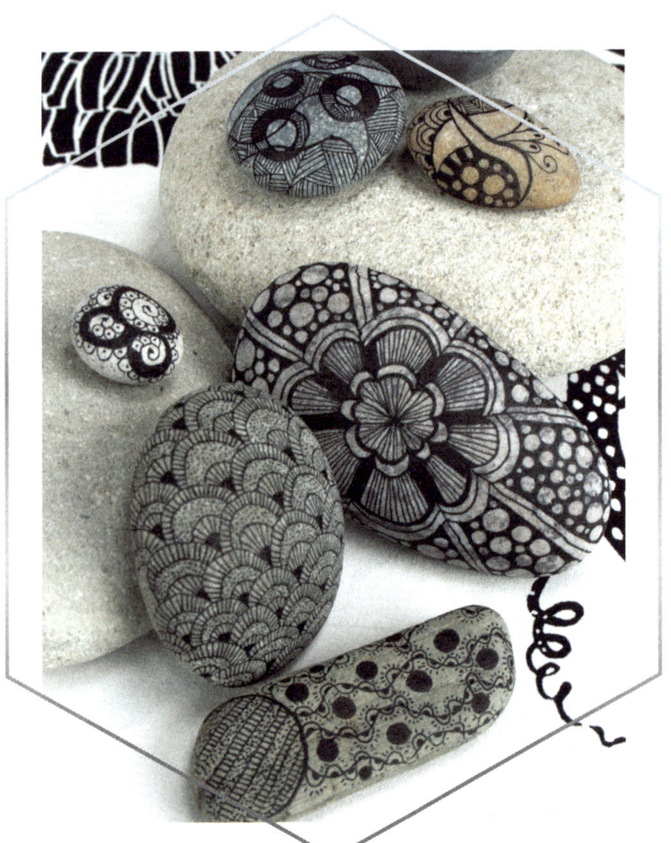

MATERIAL

Kieselsteine, sauber, mit möglichst glatter Oberfläche und in heller Farbe, hier zwischen ca. 13 x 8 und 5 x 5 cm groß.

Fineliner (archivalische Tinte) in Schwarz, hier 0,3 mm, 0,4 mm, 0,5 mm und 1 mm stark

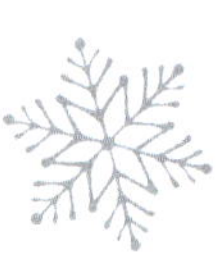

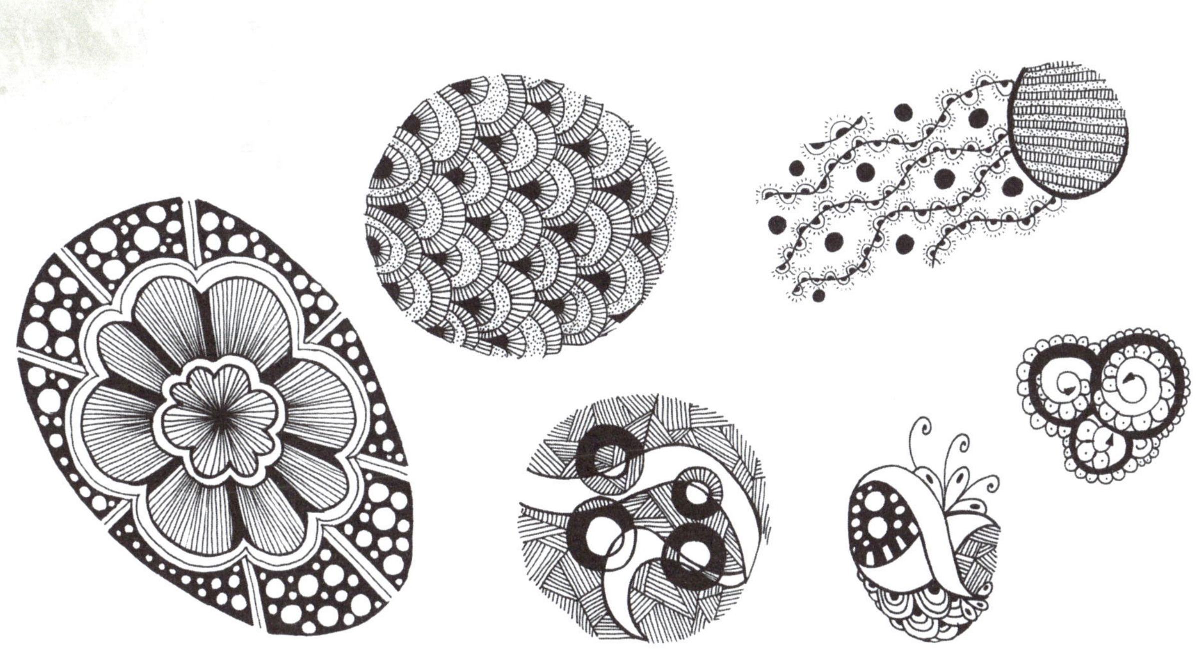

Oben siehst du die Motive vom Foto, diese kannst
du dir für den Anfang als Vorlage nehmen. Über-
trage sie frei Hand und zeichne nur ganz zart
wenige Motivlinien mit einem Bleistift auf deinen
Stein. Oder du zeichnest direkt eigene Motive aus
Kurven, Linien und Punkten. Nimm auch hier einen
Bleistift und beginne mit den groben Formen.

Wenn die Konturen übertragen oder die groben
Linien aufgemalt sind, diese mit dem Fineliner
nachziehen und die Innenflächen je nach Motiv
mit dem feineren Strich (0,3 oder 0,4 mm)
füllen. Jeder Strich sollte bewusst und mit Be-
dacht gesetzt werden. Fülle Schritt für Schritt
die Konturen mit einem Muster. Durch die sich
wiederholenden Muster entsteht in kurzer Zeit
ein kleines Zen-Art-Kunstwerk.

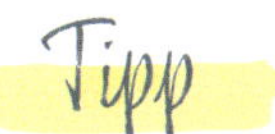

Wer mag, verwendet noch weitere Farben
zum Bemalen der Steine. Mit einem dünnen
Pinsel und Acrylfarbe ausgestattet, kannst du
deiner Fantasie hier freien Lauf lassen.

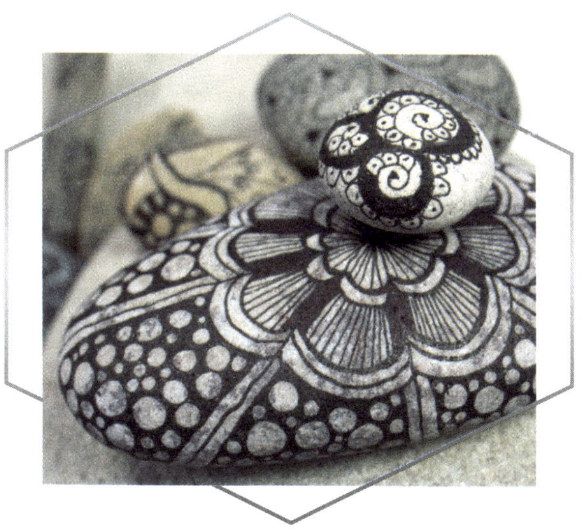

Fotografieren

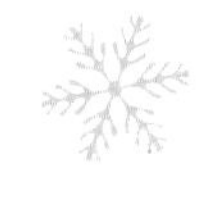
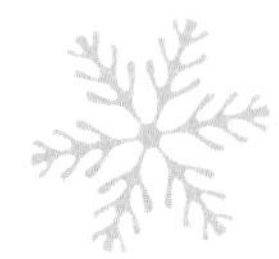

Schnappschüsse "knipst" du vermutlich fast jeden Tag mit dem Smartphone. Wir möchten dich einladen, deinen Blick einmal für besondere Motive zu schärfen – eine Übung in Kreativität und Achtsamkeit zugleich. Entdecke die Freude an bewussten, guten Fotos neu.

* Begleite einen jungen Baum, eine Pflanze oder ein Beet, das du bei Wachstum und Veränderung dokumentierst.
* Fotografiere eine Person, die dir nahesteht, in verschiedenen Situationen und zu verschiedenen Tageszeiten. Das kann ein Familienmitglied sein, ein Freund oder natürlich du selbst.
* Wähle jeden Tag einen Moment, der diesen Tag auf besondere Weise charakterisiert, der dir in Erinnerung bleiben soll.

Du wirst feststellen, dass diese Übung deinen Blick für Besonderheiten schärft. Du wirst auch ohne Kamera den Blick auf Wandel und Veränderung trainieren.

Außerdem wird dir auf diese Weise deutlich, wie unterschiedlich Dinge und Menschen aus verschiedenen Perspektiven wirken können.

„Cadrage" ist ein filmwissenschaftlicher Begriff, der ursprünglich aus dem Französischen kommt. Er bezeichnet das Rechteck, das von einem Bildformat eingeschlossen ist. Mit einer einfachen Übung, die man als Cadrieren bezeichnen könnte, kannst du üben, beim Fotografieren geeignete Motive aus der besten Perspektive zu erwischen.

Auch ohne Kamera vor der Nase kannst du nämlich deinen Blick schärfen für Motive und für die Auswahl des passenden Ausschnitts. Dafür bildest du jeweils aus Daumen und Zeigefinger ein Rechteck. Mithilfe dieses Rechtecks, der „Cadrage",

kannst du verschiedene Motive ins Visier nehmen und ein Gefühl entwickeln für die optimale Platzierung und Bewegung von Gegenständen und Personen.

Je nachdem, wie nah du deine kleine „Handkamera" vors Auge hältst, ergibt sich ein kleinerer oder größerer Ausschnitt der Welt. Dass du sie nicht alle festhalten können, um sie später anzusehen oder anderen zeigen zu kannst, spielt keine Rolle. Es geht nur darum, den Blick fürs Wesentliche und deine Fantasie zu trainieren.

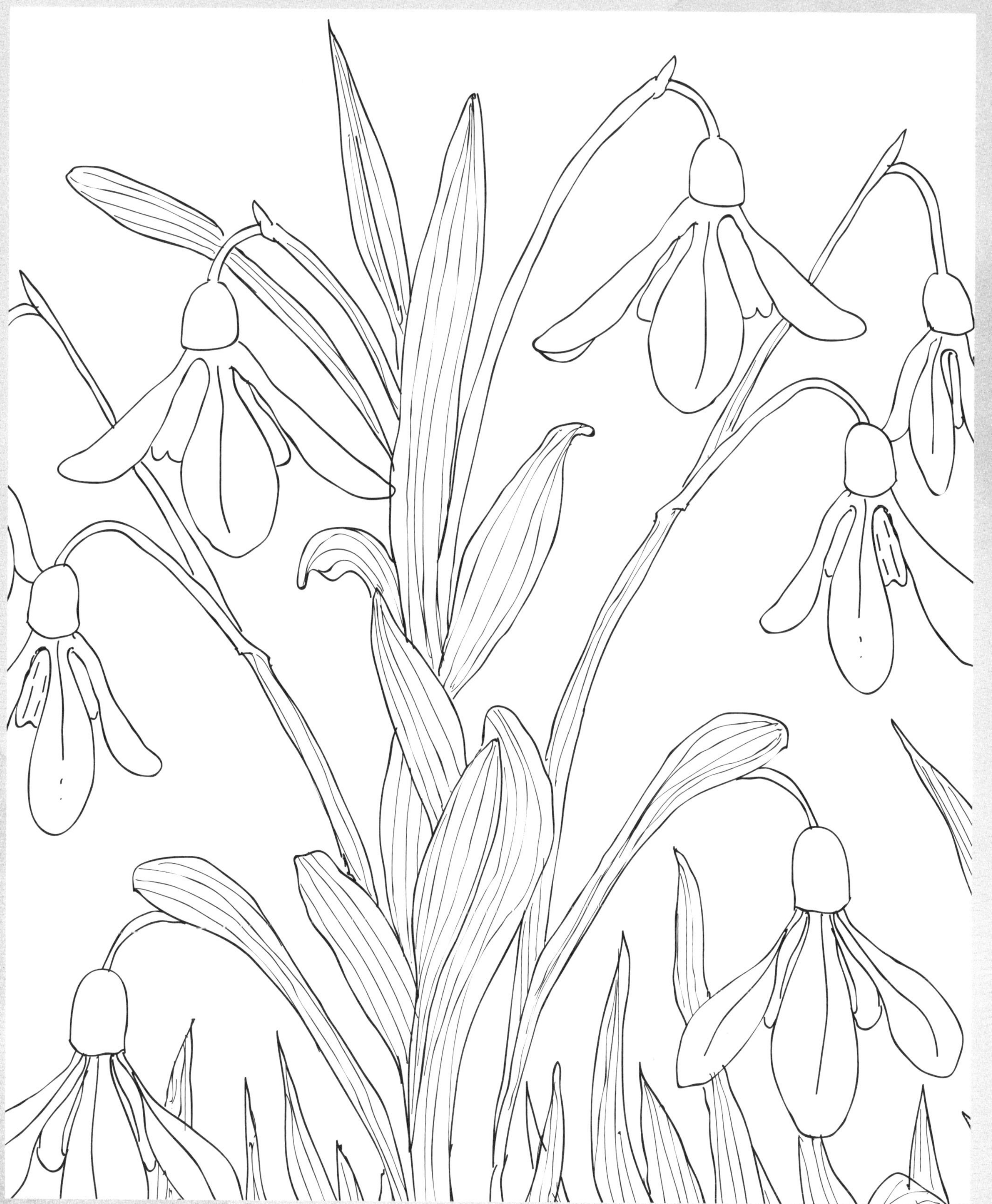

Kirigami

—

Während beim Origami nur gefaltet wird, darf beim Kirigami zusätzlich auch geschnitten werden. Auf diese Weise entstehen vielfältige, filigrane Gebilde wie Schneeflocken, Blüten oder Sterne. Dabei muss sehr präzise gearbeitet werden und bei voller Konzentration kommt man so richtig schön in den Flow. Vielleicht ja genau das richtige für dich?

Größe: 22 x 22 cm

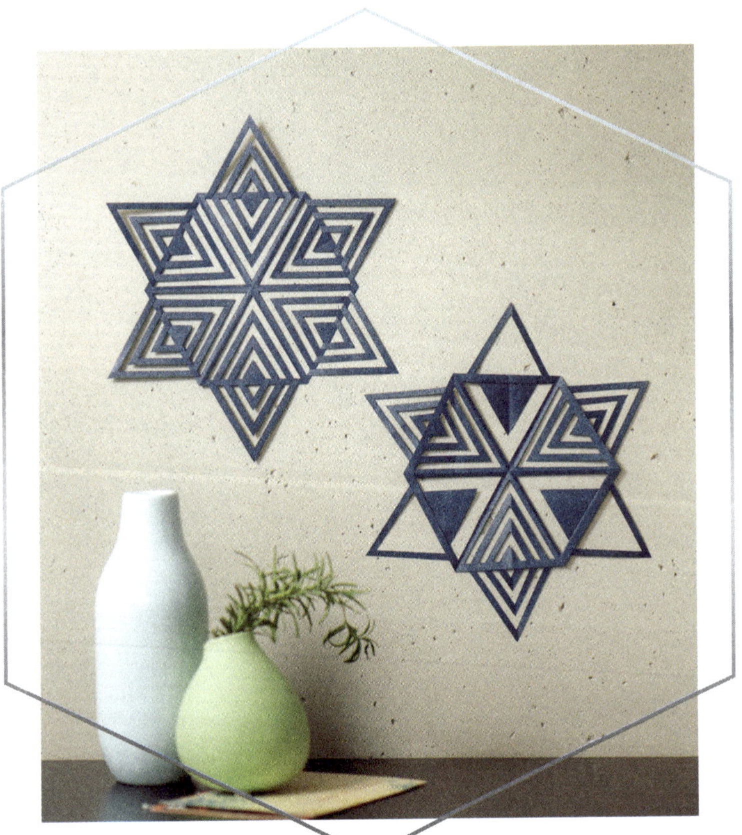

MATERIAL

Origamipapier oder anderes dünnes Papier (max. 80 g/m^2) in Dunkelblau, 15 x 15 cm

Außerdem

Lineal

Bügeleisen

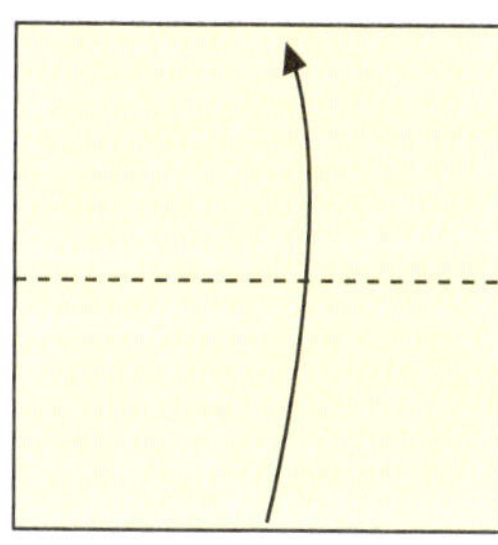

1. Ein regelmäßiges Sechseck herstellen. Dafür zunächst das Blatt einmal in der Mitte falten.

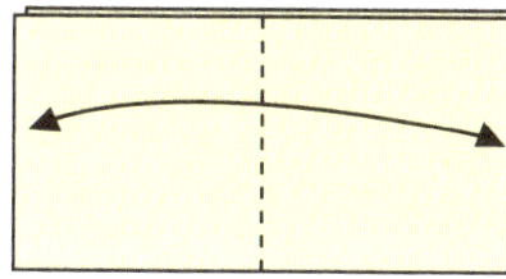

2. Nochmals in der Mitte falten und wieder öffnen. Die Öffnung des Papiers befindet sich oben.

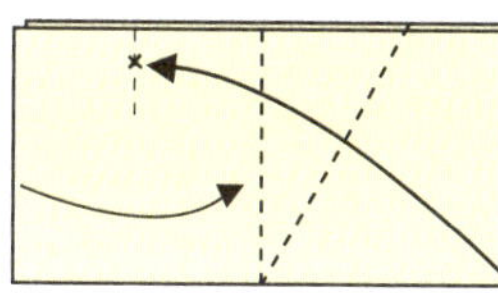

3. Nun zuerst in die obere Lage der linken Seite mittig eine Markierung falten. Dann die rechte untere Ecke auf die Markierung falten. Der Angelpunkt ist die Mittellinie. Das Blatt umdrehen.

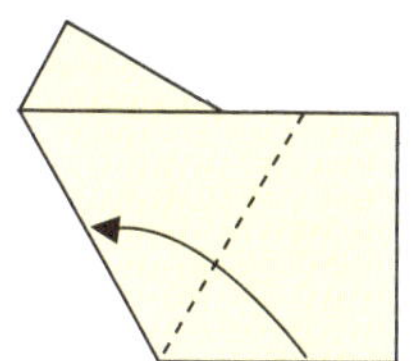

4. Die untere Kante an die linke Kante falten.

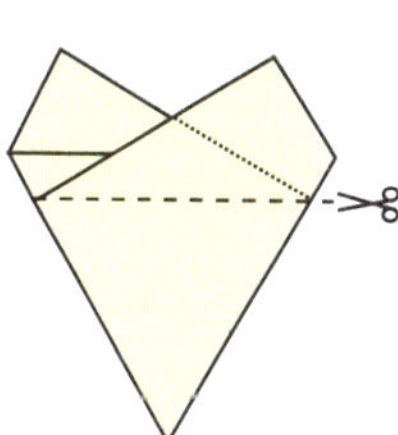

5. Von der kürzesten Kante vorne zur kürzesten Kante hinten eine Linie ziehen und an dieser entlang das Oberteil abschneiden.

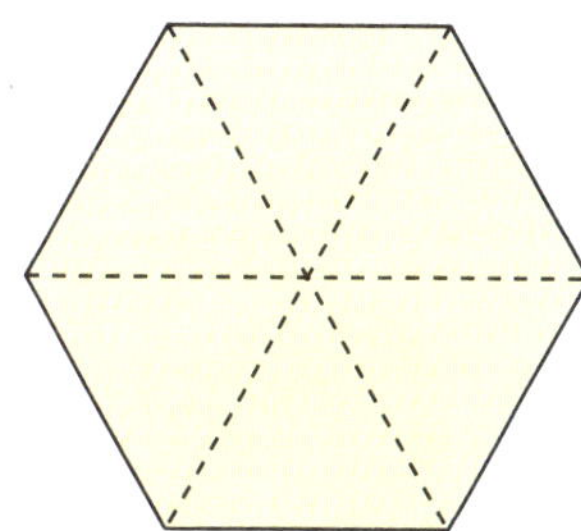

6. Zur Kontrolle auffalten, dann das Sechseck wieder wie zuvor zusammenfalten.

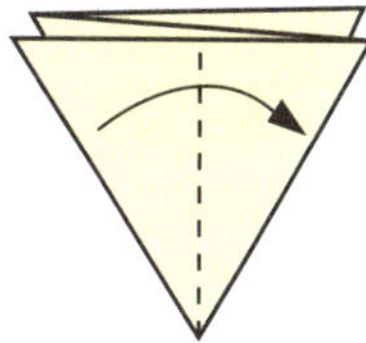

7. Nun die linke Kante auf die rechte falten. Das Objekt umdrehen und die rechte Kante auf die linke falten.

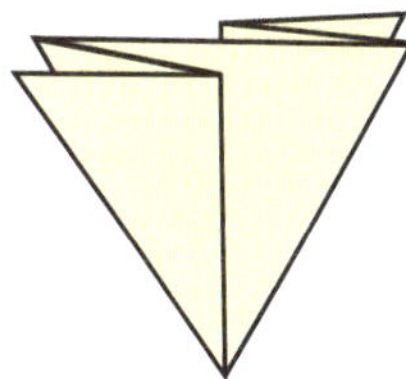

8. Die mittlere Ebene ebenso falten. Dabei die Berg- und Talfalten so umfalzen, dass eine Zickzackfaltung entsteht.

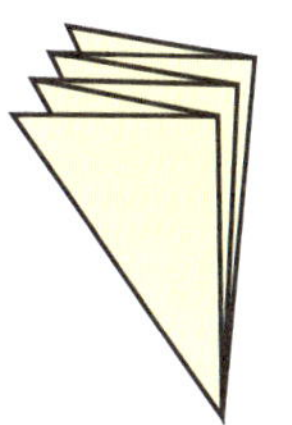

9. So ist die Form bereit für die Schnitte, aus denen sich der Stern falten lässt.

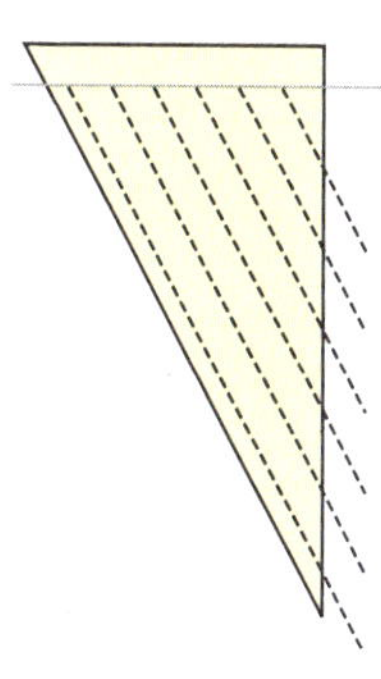

10. Das Papier wie abgebildet einschneiden, dafür zuvor die Schnittlinien mit Lineal und Bleistift einzeichnen. Der Abstand der Schnitte beträgt immer 0,5 cm. Nur der Abstand zwischen linker Kante und erstem Schnitt ist schmaler (0,25 cm), da die Kante beim Aufklappen doppelt so breit wird. Der Abstand zum oberen Rand beträgt ebenfalls 0,5 cm.

11. Nach dem Schneiden das Sechseck vorsichtig auseinanderfalten und die Falze glatt streichen. Anschließend jede zweite Zacke des Sterns nach außen falzen. Dabei in jedem Dreieck mit der größten Zacke beginnen.

12. Zum Schluss den Stern einmal kurz und heiß, aber ohne Dampf bügeln, um die Form zu glätten.

Basteln mit Naturmaterial

Besonders im Winter solltest du jede Gelegenheit nutzen, vor die Tür zu gehen und Tageslicht zu tanken. Halte dabei Ausschau nach schönen Naturmaterialien zum Basteln, z. B. Eicheln. Basteln mit Naturmaterial ist immer etwas Besonders, da kein Stück dem anderen gleicht. Zeit für dein erstes Unikat!

Größe: je nach Fund
Schwierigkeitsgrad: ❄ ❄ ❄

MATERIAL

Eicheln mit möglichst großem, gleichmäßig geformtem Körper

Acrylfarbe in Hellblau, Gelb, Weiß, Violett, Orange, Bordeaux und Gold

Evtl. Interference-Malmittel für Acrylfarben in Rot

pro Eichel eine dünne Kordel in Beige, 20 cm lang

Außerdem

Borstenpinsel, Gr. 7

Stecknadeln

Bastelkleber

Kartonrest

1. Den Hut vorsichtig von den Eicheln entfernen und zur Seite legen. Die Eichelfrüchte oben und unten mit einer Stecknadel versehen. Die Stecknadeln dienen zum Aufstellen der Eicheln beim Bemalen und zum Trocknen der Farbe. Dafür die Nadeln mit den Eicheln z. B. in eine Wellpappe stecken.

2. Die Eicheln in verschiedenen Farbtönen bemalen, dabei den Pinsel stets parallel von oben nach unten führen. Auf Wunsch für einen schimmernden Farbglanz auf den Eicheln etwas Interference-Malmittel zu den Acrylfarbmischungen geben. Nach dem Trocknen einige Eicheln zusätzlich mit einem kleinen goldenen Herz bemalen. Erneut trocknen lassen.

Tipp: Zum Trocknen der bemalten Eicheln ist ein Wellpappe-Karton gut geeignet.

3. Die Eichelhüte mit wenig Kleber wieder auf die Eicheln kleben. Trocknen lassen. Zur Aufhängung die 20 cm langen Kordelstücke mit einem Tropfen Kleber an den Hüten anbringen; erneut trocknen lassen.

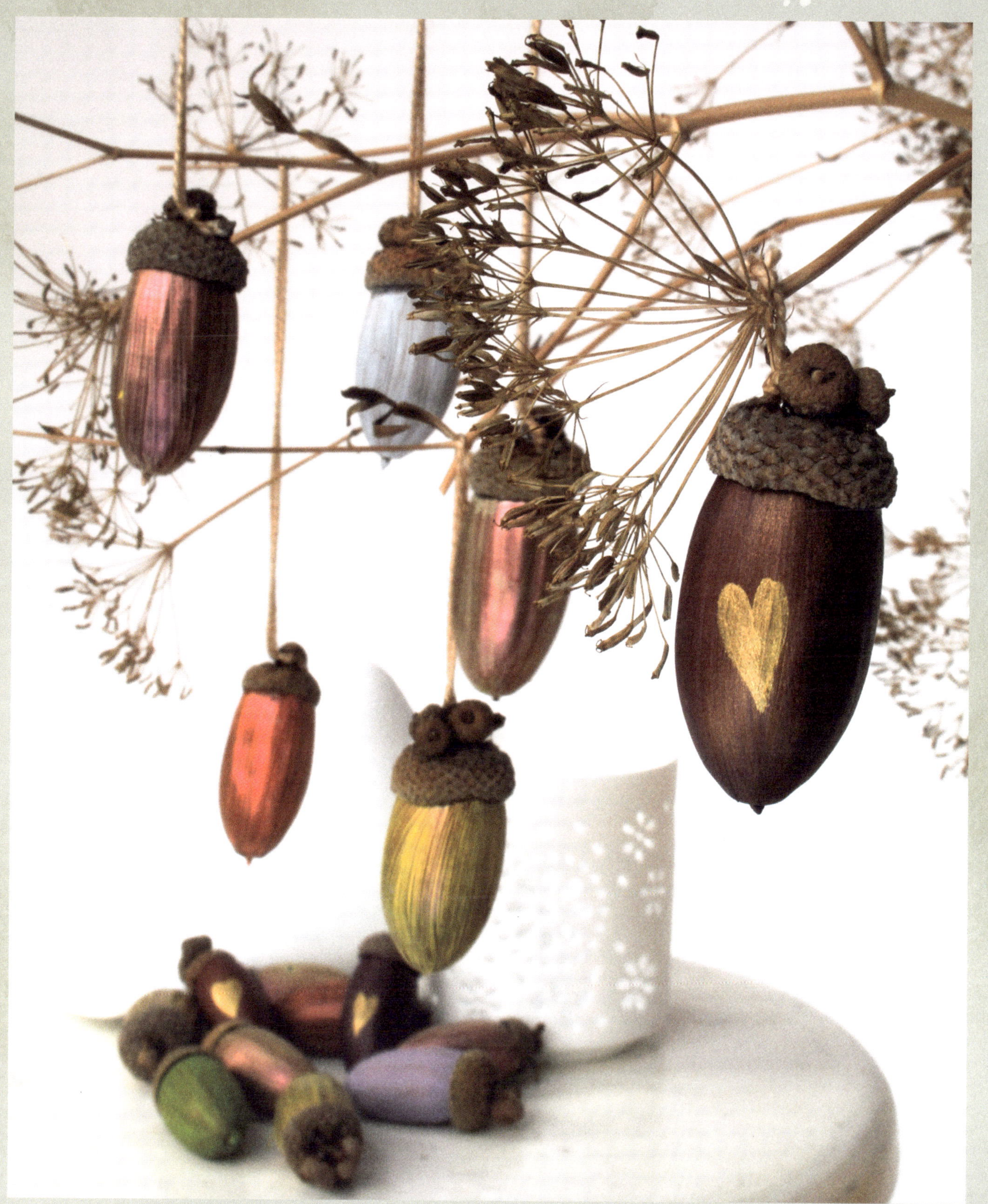

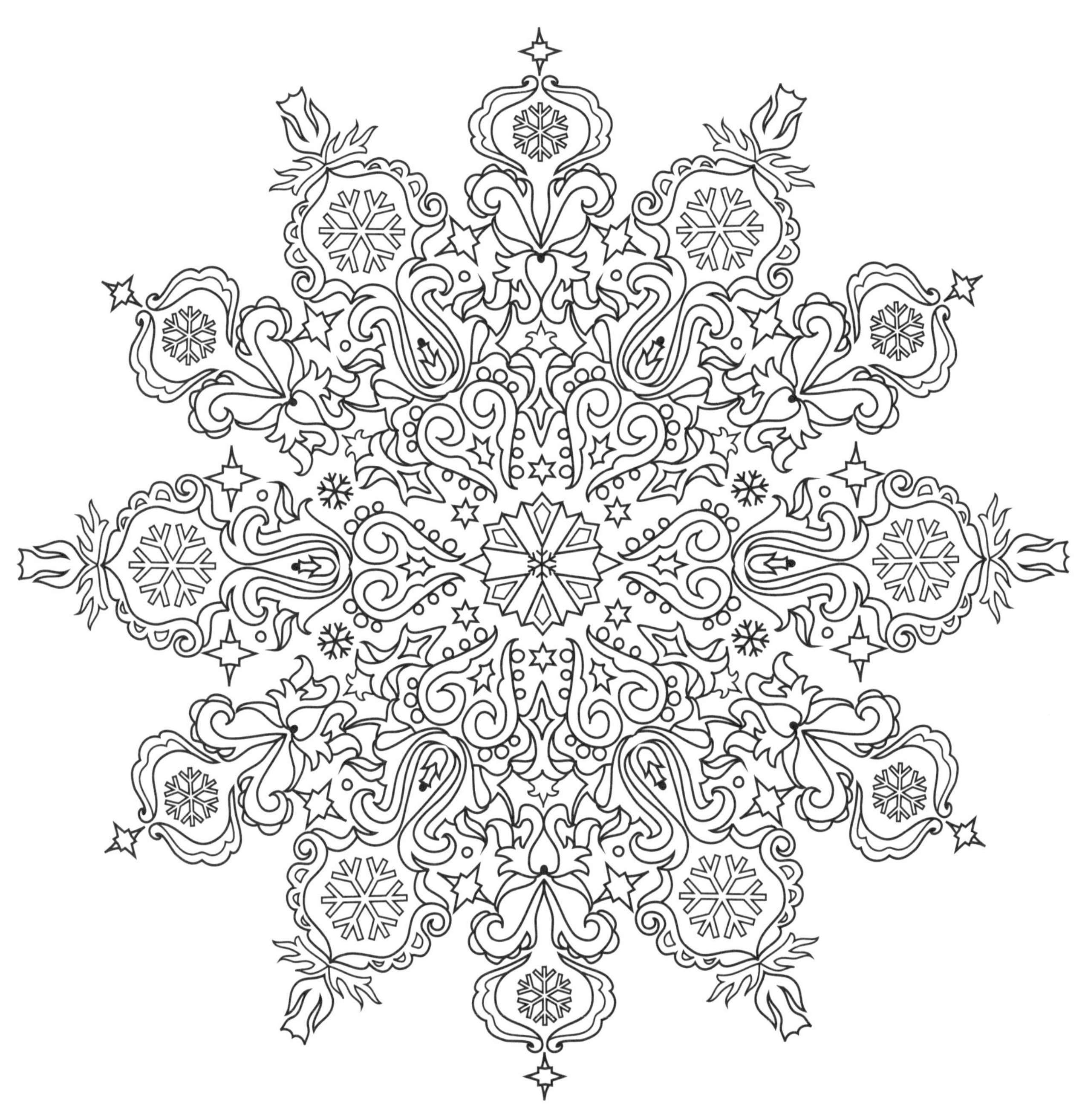

Mandala
selber zeichnen

*Hast du schon mal versucht, selbst ein Mandala zu zeichnen? Es ist gar nicht so schwer.
Der Kreativität sind hier fast keine Grenzen gesetzt und du kommst wunderbar in den Flow.
Hier zeigen wir dir, wie du eine Grundform mit Sternmuster zeichnen kannst. Du benötigst einen
spitzen Bleistift, ein Geodreieck und zwei unterschiedlich große, runde Gläser oder einen Zirkel.*

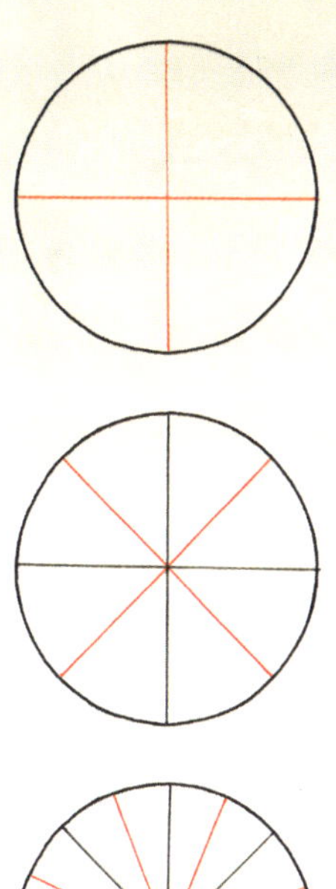

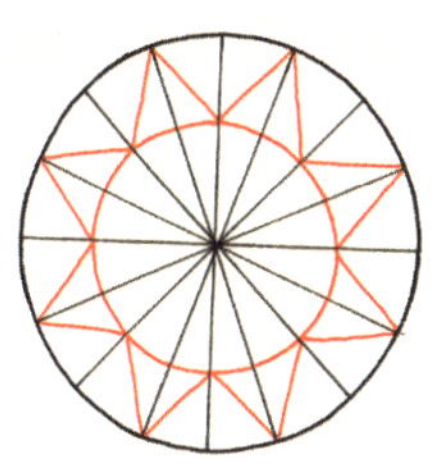

1. Zeichne zunächst einen Ausgangskreis. Hier ist ein Zirkel oder ein Glas mit dem Durchmesser deiner Wahl ein gutes Hilfsmittel. Als nächstes wird dein Ausgangskreis halbiert, dann geviertelt, geachtelt und dann gesechzehntelt. Benutze für diese Schritte ein Geodreieck und nimm den Mittelpunkt des Kreises als Ausgangspunkt.

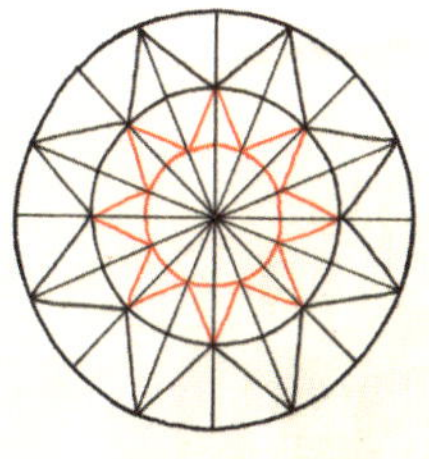

2. Danach wird ein weiterer Kreis mit kleinerem Radius, aber mit demselben Mittelpunkt gezogen. Setze von hier aus Zacken, die zum Außenrand reichen. Das Gleiche wiederholst du noch einmal zur Mitte hin. Benutze die zuvor gezogenen Linien als Hilfslinien. Das Sternmuster ist fertig.

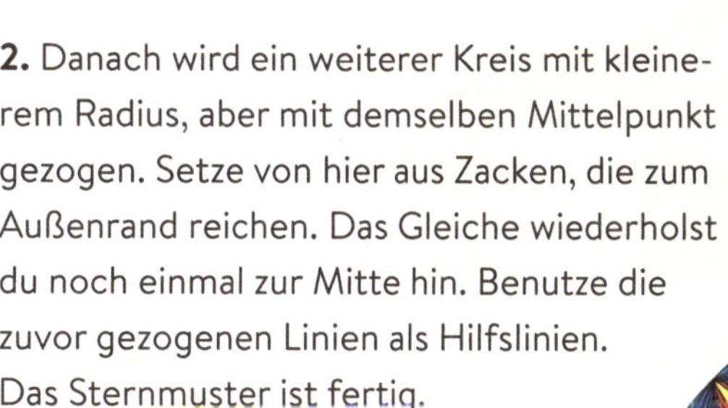

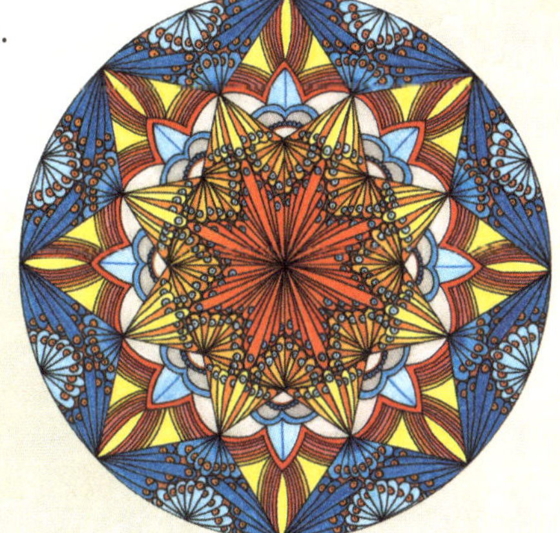

3. Nun kannst du die Grundform nach Belieben weiter unterteilen oder mit anderen, frei Hand gezeichneten Formen ausfüllen. Anschließend kannst du das Mandala nach Wunsch ausmalen.

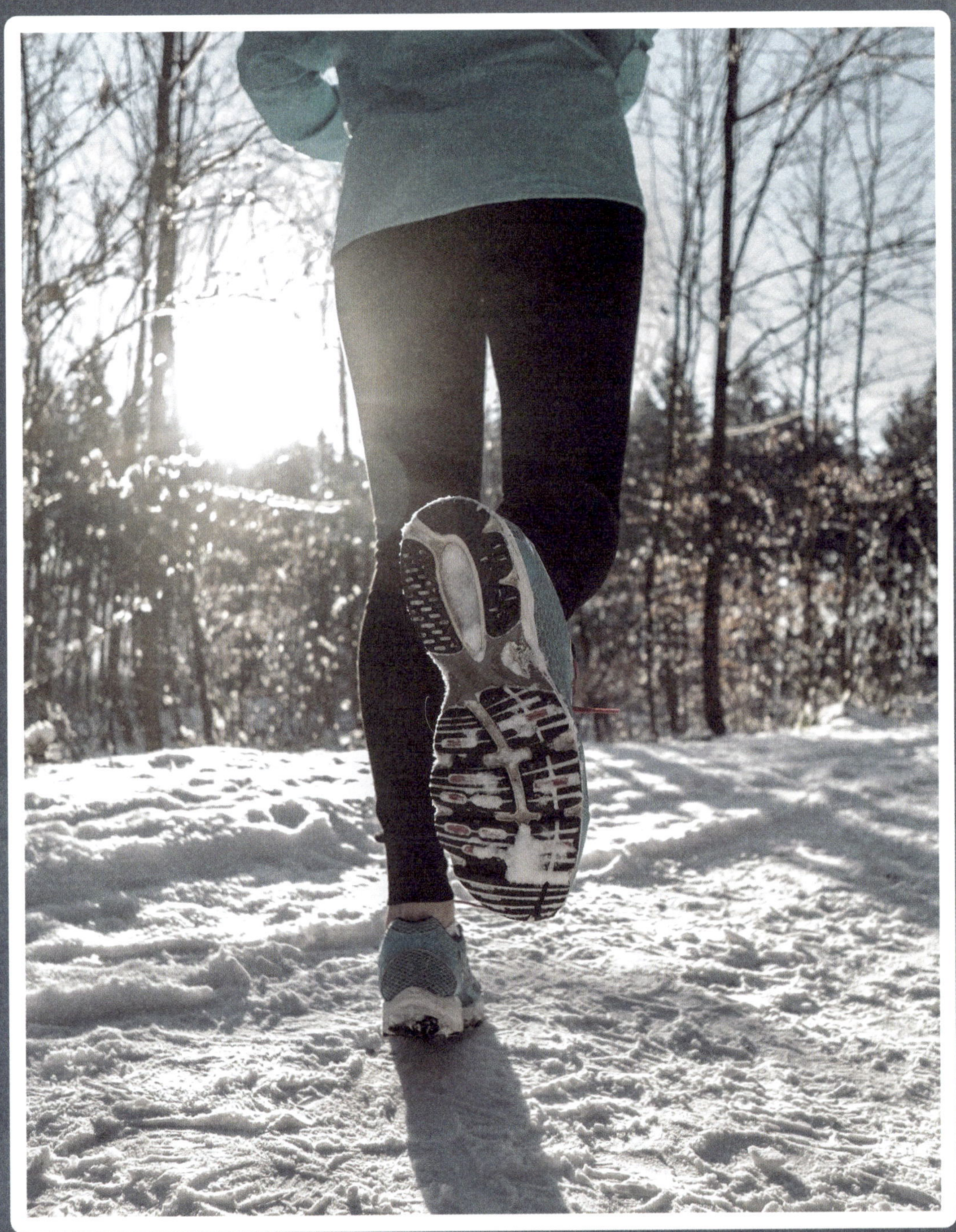

Bleib in Bewegung

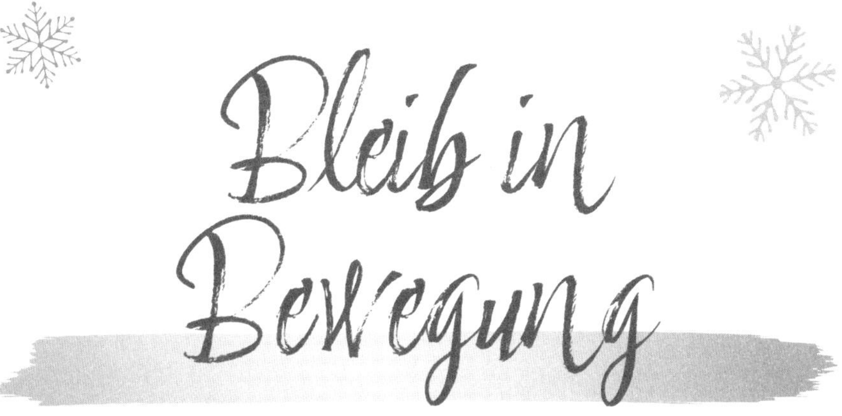

Besonders im Winter scheint das Sofa geradezu
magische Anziehungskräfte zu entwickeln.
Jetzt bewegen? Es ist doch schon fast dunkel!
Oder gar nach draußen zum Sport machen?
Ja! Mit den 10-Minuten-Workouts für Rücken
und Bauch-Beine-Po kommst du ohne viel Aufwand
zu Hause in Bewegung. Und mit unseren Tipps
für Wintersport draußen auch mal wieder an die
herrlich frische, kalte Luft. Bleib in Bewegung,
denn Bewegung hält gesund!

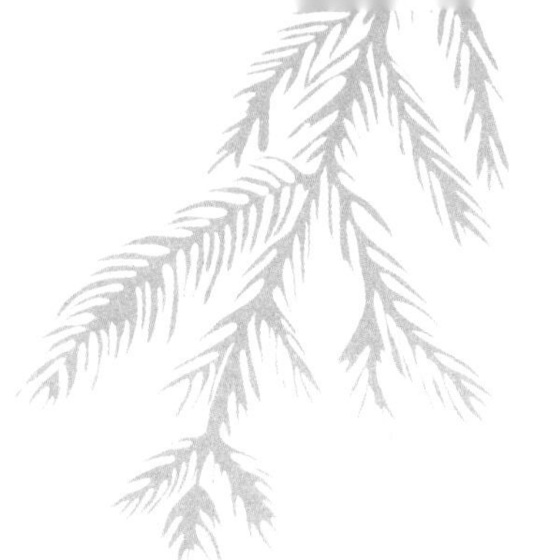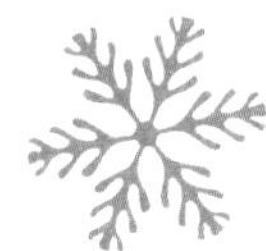

Minimalsport
mit Mega-Wirkung

Im Winter erscheint das Bett morgens meist ganz besonders kuschelig, und der Wille zum Aufstehen oder gar für Frühsport ist ganz besonders klein. Dabei ist es gerade in der kalten Jahreszeit wichtig, die Abwehrkräfte zu stärken und sich fit zu halten.

Experimente mit hochbetagten Menschen in Altersheimen haben gezeigt: Schon nach einer Woche, in der sie jeden Morgen ein paar Minuten Armtraining mit kleinen Hanteln machten, waren ihre Muskeln besser trainiert. Sie konnten die Hanteln immer öfter hochheben und fühlten sich insgesamt fitter als vorher; ihr ganzer Körper straffte sich.

Für diesen Effekt musst du nicht warten, bis du sehr alt bist: Eine sportliche Mini-Aktivität, zuverlässig jeden Morgen ausgeführt, tut deinem Körper in vielerlei Hinsicht gut! Häng dir einen Merkzettel auf, damit du es nicht vergisst, und reserviere jeden Morgen fünf Minuten: für ein Mini-Hanteltraining (falls nicht vorhanden, tun es auch kleine volle Getränkeflaschen), für ein paar Liegestütze oder Sit-ups, ein leichtes Stretching, Yoga oder, wenn du mehr Power brauchst, Seilspringen. Gut für die Muskeln sind auch Rollübungen mit einer Faszienrolle. Sehr zu empfehlen ist außerdem alles, was deine Körpermitte festigt, wie du es vielleicht schon aus dem Pilates kennst: Danach gehst du sicher wesentlich fitter und wacher aus dem Haus!

Gut verpackt bei Eis und Schnee:
Winterläufers Outfit

Wer bei Wind und Wetter läuft oder walkt, braucht natürlich die passende Kleidung. Damit der Sport dir am Ende nicht noch eine Erkältung beschert, ist Lagenlook angesagt. Direkt am Körper solltest du am besten Funktionswäsche tragen, die Feuchtigkeit, also Schweiß, aufnimmt und nach außen ableitet. Darüber kommt dann eine Isolationsschicht, die die von der Funktionswäsche abgeleitete Flüssigkeit zur Außenschicht durchlässt, z. B. ein Fleece oder ein Funktionspullover, und darüber eine atmungsaktive Außenschicht wie eine Softshell-Jacke, die dich vor Wind, Regen und Kälte schützt.

Damit bist du eigentlich ganz gut gerüstet. Wichtig ist, dass du dich nicht zu warm einpackst, dann gerätst du zu sehr ins Schwitzen, und dir wird am Ende doch noch kalt. Wenn du in den ersten Minuten auf der Strecke noch leicht fröstelst, bist du genau richtig angezogen.

Außerdem ratsam sind eine Kopfbedeckung und Handschuhe in atmungsaktiver Qualität, denn bekanntermaßen verliert der Mensch rund 40% seiner Körperwärme über Kopf und Hände. Was sich darüber hinaus in jedem Fall anzuschaffen lohnt, ist ein Paar robustere Laufschuhe mit ausgeprägtem Profil, mit denen du auch bei Matsch und Schnee einen sicheren Tritt hast. Zu guter Letzt achte darauf, dass deine Laufkleidung mit Reflektoren ausgestattet ist, damit man dich auch in Dämmerung und Dunkelheit gut sieht.

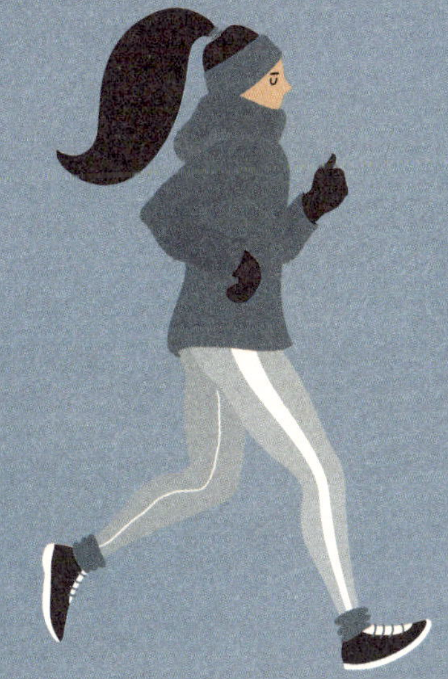

Bauch-Beine-Po
Workout 1

Dieses Kurzworkout kräftigt Bauch, Beine und Po mit zwei ganz klassischen, sehr effektiven Übungen. Achte beim Kniefall darauf, dass das vordere Knie über dem Fußgelenk steht, damit du deine Knie nicht schädigst. Sit-Ups: Die Kraft kommt aus dem Bauch! Nicht mit den Händen mithelfen und die Ellbogen schön weit geöffnet lassen.

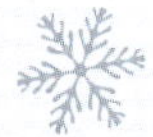

WARM-UP

- Stell dich gerade hin und atme durch.
- Spanne die Bauchmuskulatur an.
- Rolle die Schultern leicht zurück.
- Das Becken wird ein wenig nach vorn gekippt, der Bauchnabel Richtung Wirbelsäule gezogen, sodass die Wirbelsäule gerade ist.
- Die Füße stehen parallel zueinander.
- Wiederhole diese Übung insgesamt 10-mal.

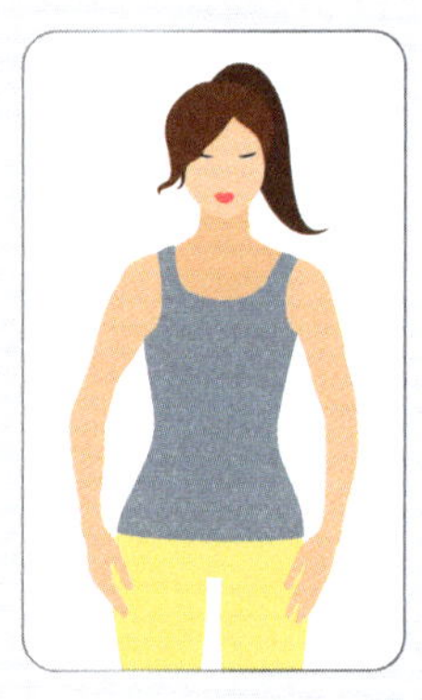
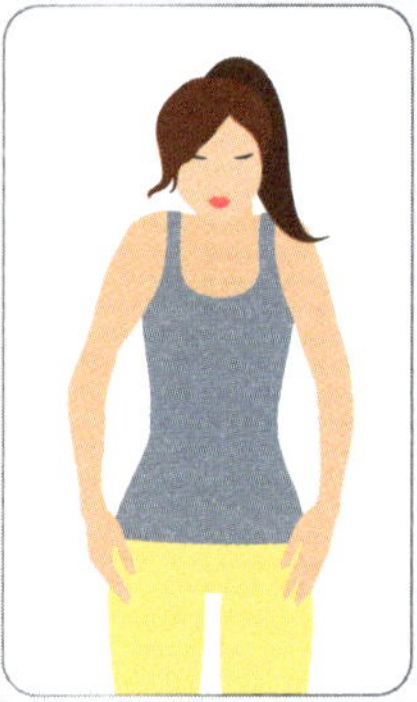

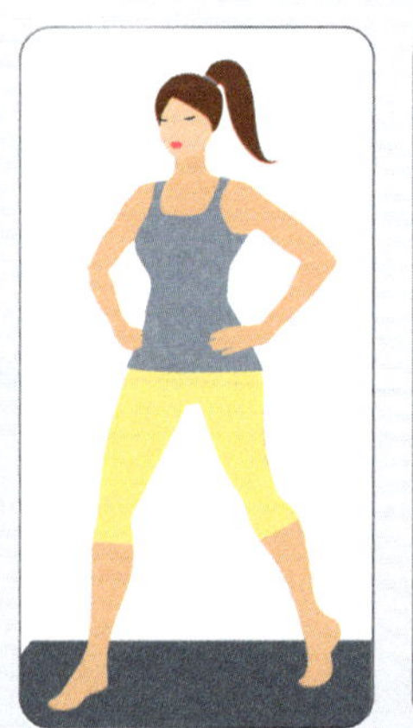
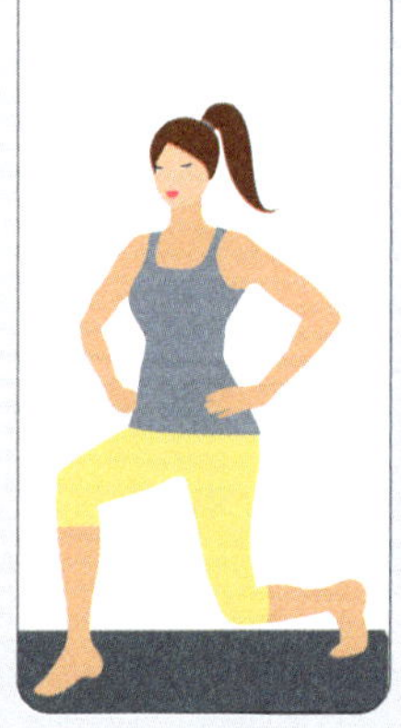

KNIEFALL

- Stell dich gerade hin.
- Stemme dabei die Hände in die Hüften.
- Stell dann das linke Bein leicht angewinkelt nach hinten, nur die Fußspitze berührt den Boden.
- Beuge jetzt das hintere Bein, sinke nach unten.
- Der Oberkörper bleibt aufgerichtet.

- Halte die Körperspannung, vor allem im Bauch.
- Richte dich auf, indem du beide Beine wieder streckst, der hintere Fuß rollt von der Zehenspitze bis zur Ferse ab.
- Wiederhole die Übung 3-mal oder öfter.
- Wechsel dann zur anderen Seite, wiederhole die Übung auch hier 3-mal oder öfter.

RUMPFBEUGE ODER SIT-UP

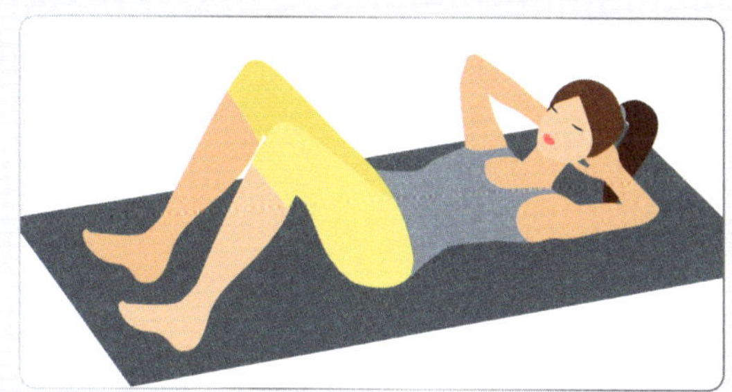

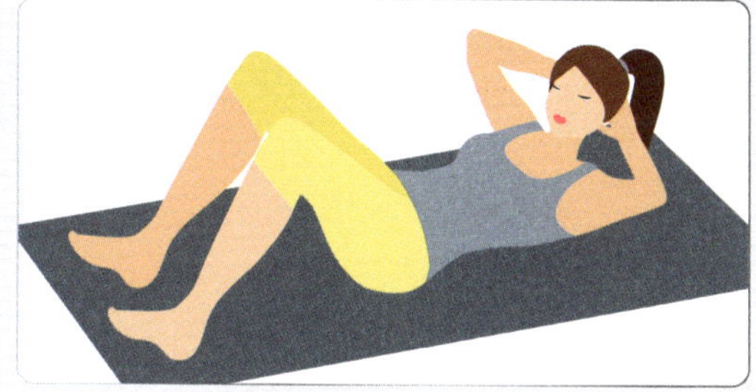

- Leg dich auf den Rücken.
- Stell die Füße auf den Boden, sodass Ober- und Unterschenkel einen rechten Winkel bilden, die Füße stehen hüftweit auseinander.
- Verschränke die Hände hinter dem Kopf, die Ellbogen zeigen nach außen.
- Ziehe beim Einatmen den Oberkörper nach oben, indem du die Bauchmuskeln anspannst.
- Drücke dabei die Wirbelsäule fest gegen den Boden.
- Hebe den Kopf und die Schultern vom Boden ab.
- Das Kinn ist handbreit von der Brust entfernt.
- Halte die Position einen Moment.
- Dann langsam beim Ausatmen den Oberkörper wieder zum Boden sinken lassen.
- 10-mal wiederholen.

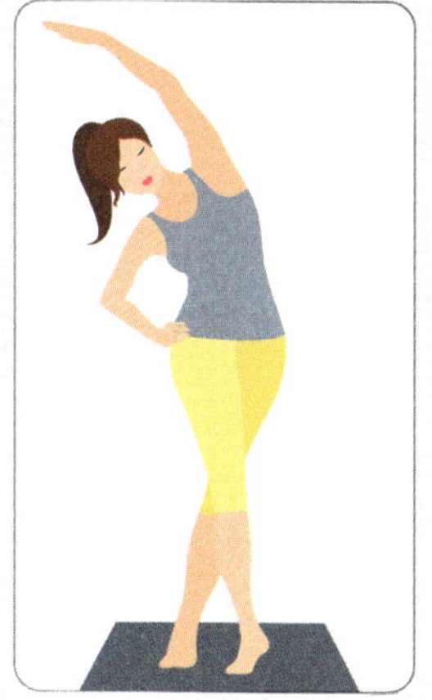

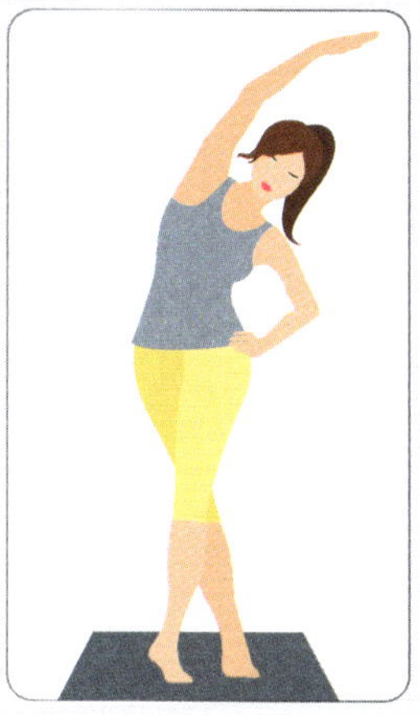

COOL-DOWN

- Kreuze die Beine, indem du den rechten vor den linken Fuß stellst.
- Die rechte Hand wird in die Hüfte gestemmt.
- Der linke Arm wird nach oben gestreckt, der Oberkörper zur rechten Seite gebeugt.
- Dehne dich ausgiebig zur Seite.
- Tief durchatmen.
- 30 Sekunden lang in der Position verweilen.
- Dann die andere Seite dehnen.

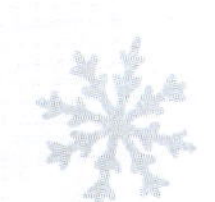

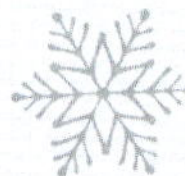

Bauch-Beine-Po
Workout 2

In dieser 10-Minuten-Fitnesspause wird's dynamisch. Führe die Bewegungen trotzdem sorgfältig aus, führe das Bein beim Beinstrecker nicht zu hoch, achte beim Sit-Up-Bike darauf, dass die Bauchmuskeln die Hauptarbeit machen, nicht der Nacken. Wie viele Wiederholungen schaffst du heute?

WARM-UP

- Stell dich gerade hin.
- Stemme die Hände in die Hüften.
- Verlagere dein Gewicht auf die rechte Seite.
- Setze den linken Fuß seitlich nach außen, tippe mit der Zehenspitze auf den Boden.
- Komm zurück zur Mitte und beuge die Knie.
- Dann das Gewicht auf die linke Körperseite verlagern.
- Tippe jetzt mit der rechten Fußspitze auf den Boden.
- Wieder zurück zur Mitte kommen.
- Im Wechsel 20-mal wiederholen, pro Seite 10-mal.

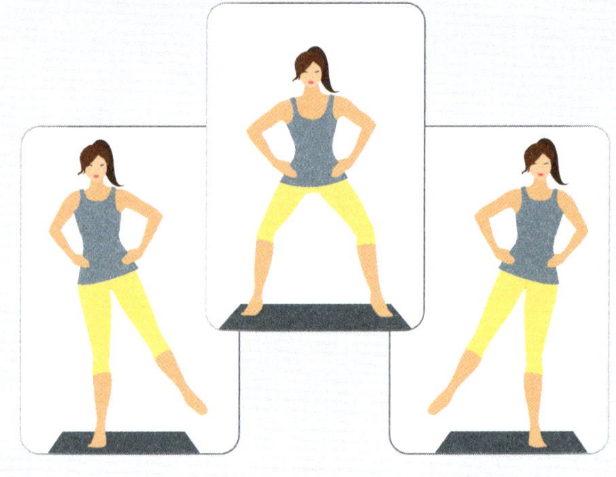

SIT-UP-BIKE

- Liegeposition.
- Die Hände zum Kopf führen.
- Die Beine ausstrecken.
- Eine schräge Rumpfbeuge nach rechts machen, dabei das rechte Bein anwinkeln, den linken Ellbogen zum Knie führen.
- Dann eine schräge Rumpfbeuge nach links ausführen, also das linke Knie und den rechten Ellbogen zusammenführen.
- Die Übung insgesamt 10-mal wiederholen.

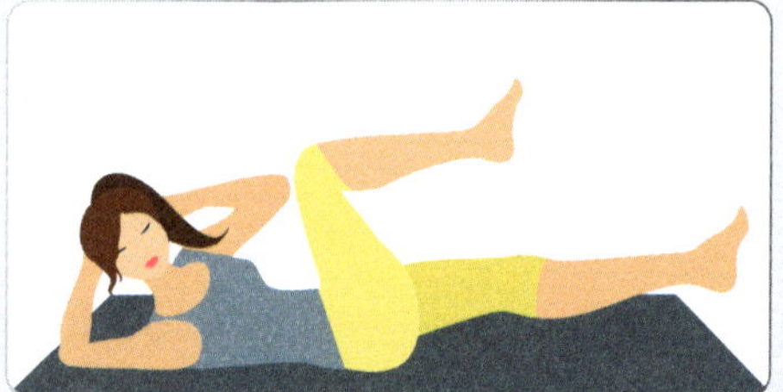

BEINSTRECKUNG

- Vierfüßlerstand.
- Die Unterarme parallel zueinander auf den Boden legen, die Handflächen sind einander zugewandt.
- Das linke Bein anwinkeln und unter den Körper ziehen, dann weit nach hinten ausstrecken.
- Die Zehenspitzen weisen zum Fußboden.
- Dann das Bein wieder anwinkeln und nach vorn ziehen.
- 10-mal wiederholen.
- Dann die Übung mit dem rechten Bein 10-mal wiederholen.

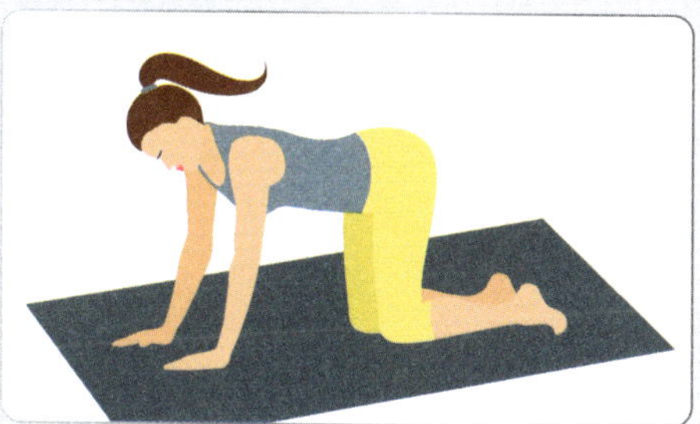

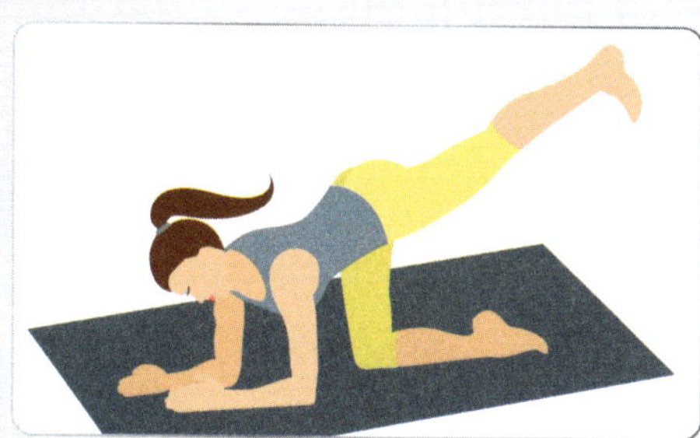

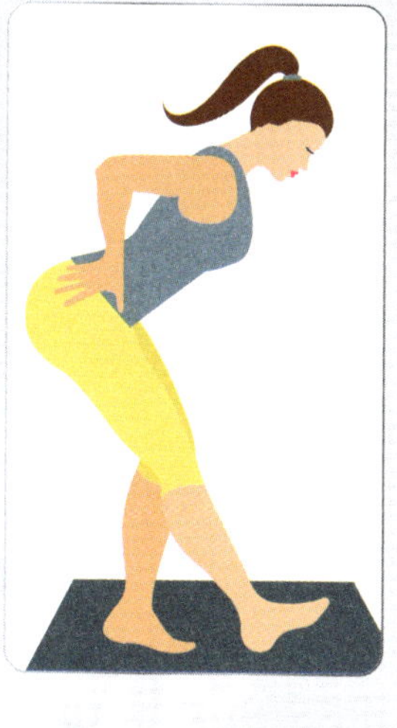

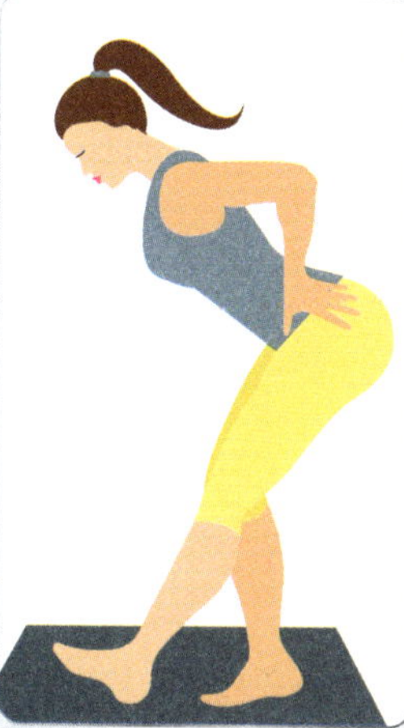

COOL-DOWN

- Strecke das rechte Bein nach vorn, stell die Ferse auf.
- Stütze dich mit den Händen auf den Hüften ab.
- Schiebe den Po nach hinten, bis die Dehnung deutlich zu spüren ist.
- Halte den Rücken gerade.
- 10 Sekunden lang die Position halten.
- Dann zur anderen Seite wechseln.
- Ebenfalls 10 Sekunden dehnen.

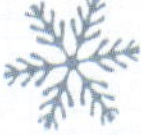

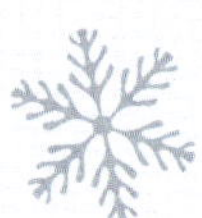

Bauch-Beine-Po
Workout 3

Die Powerpose kennst du ja bereits aus den Einzelübungen und beherrschst sie sicher schon. Bei der Bauch- und Beinübung mit Stuhl bitte immer gut die Körperspannung halten und die Bewegungen so genau wie möglich ausführen, nur so ist die Übung effizient. Und bitte nicht den Bürodrehstuhl verwenden …

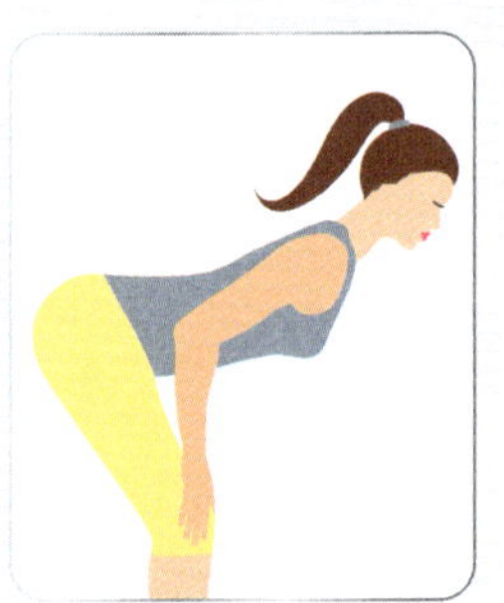
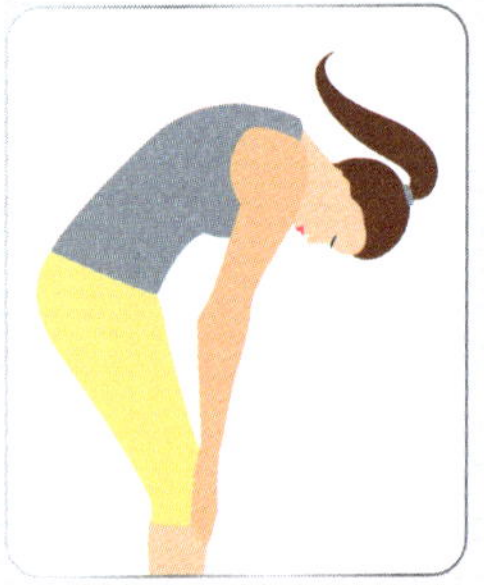

WARM-UP

- Stell dich gerade hin.
- Die Handflächen liegen auf den Oberschenkeln.
- Beuge dich langsam von der Hüfte aus nach vorn.
- Lass den Kopf sanft nach unten sinken.
- Richte dich langsam, Wirbel für Wirbel, wieder auf.
- Lass den Kopf dabei locker nach vorn hängen.
- 10-mal wiederholen.

BEINSCHWUNG AM STUHL

- Stell dich hinter einen Stuhl, die Füße stehen parallel nebeneinander, stütze dich auf die Rückenlehne.
- Der Oberkörper ist leicht nach vorn gebeugt, der Rücken bleibt gerade.
- Führe das rechte Bein schwungvoll nach hinten, spanne dabei Po- und Bauchmuskeln an.
- Die Fußspitze weist in Richtung Schienbein.
- Beuge und strecke auch den Unterschenkel.
- Zieh das gebeugte Bein hinab und strecke es wieder hoch.
- Das Becken bleibt dabei fest und ist gerade nach vorn gerichtet.
- Kein Hohlkreuz machen!
- 8-mal pro Bein wiederholen.
- Dann die Beinmuskeln ausschütteln.

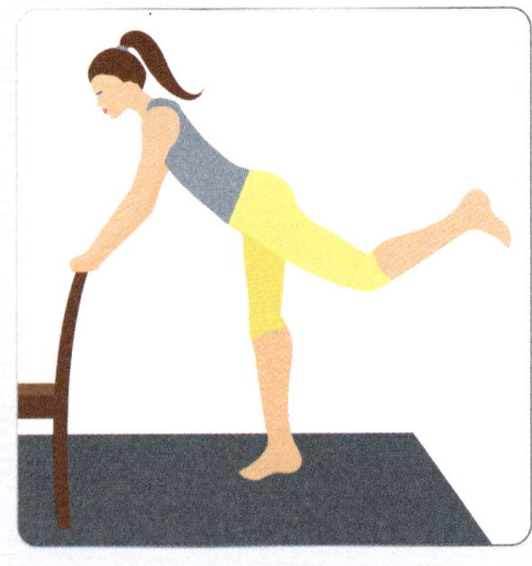

POWERPOSE

- Stell dich gerade hin.
- Nimm die Schultern leicht zurück.
- Atme ein.
- Dehne deinen Brustkorb.
- Beuge beim Ausatmen die Knie, spanne die Gesäßmuskulatur an.
- Führe die Hände dabei vorn zusammen.
- Presse die Hände kräftig gegeneinander.
- Spanne nun die Oberschenkelmuskulatur an.
- Halte die Spannung mindestens einen oder mehrere Atemzüge lang.
- Dann richte dich beim Einatmen wieder auf und zieh dabei die Arme kräftig nach hinten, die Hände werden zu Fäusten geballt.
- Halte die Spannung.
- Im Anschluss erneut die Knie beugen, die Hände wieder gegeneinanderpressen.
- 3-mal oder öfter wiederholen.

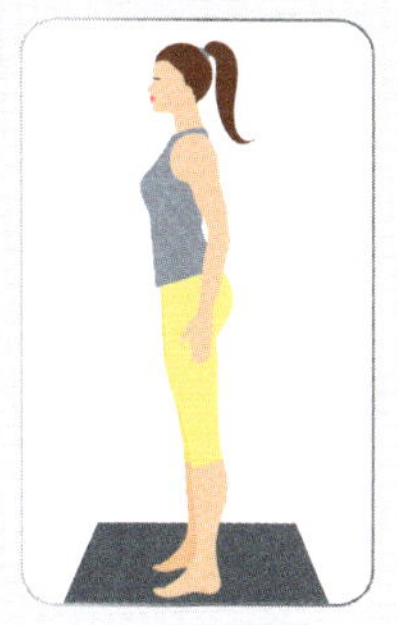
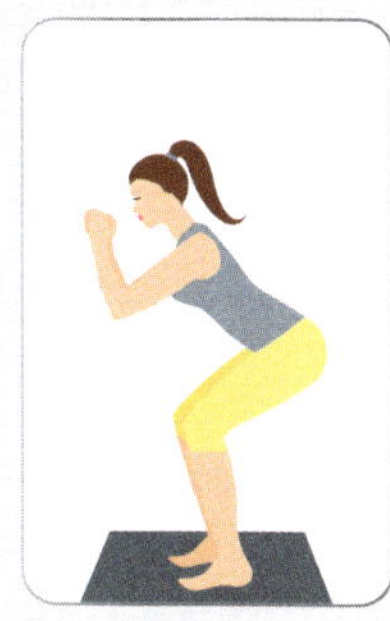
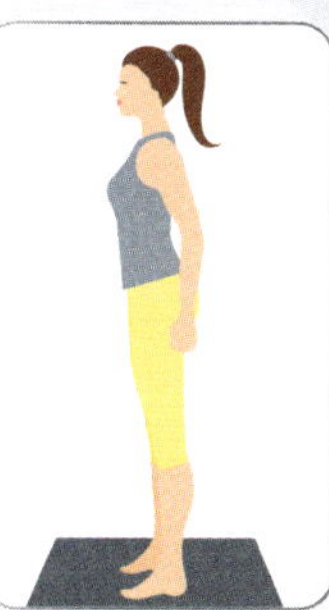
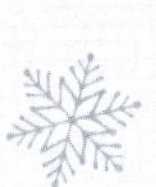
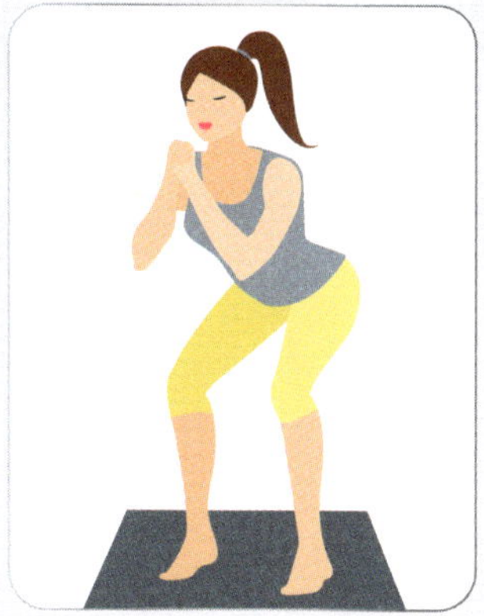

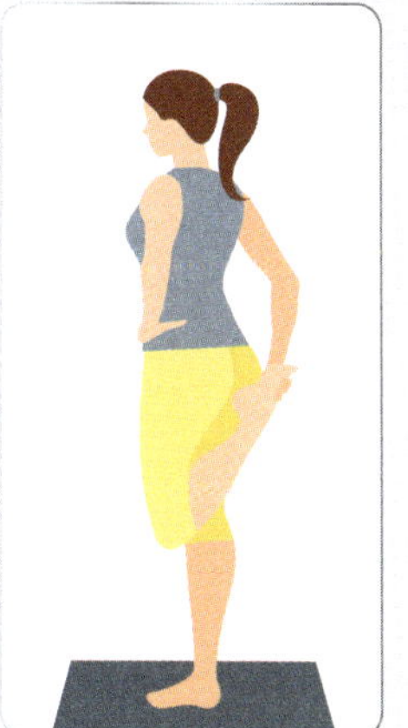
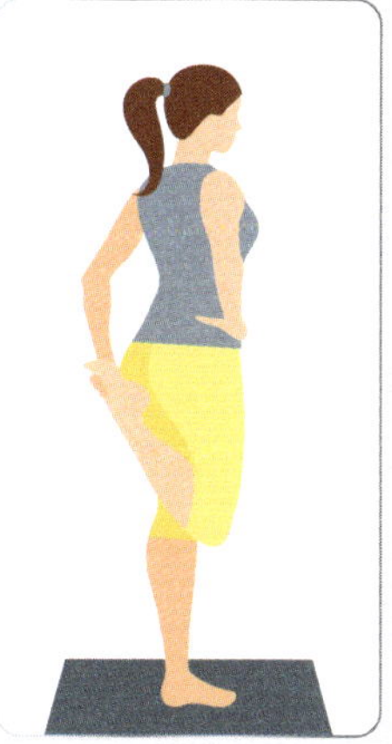

COOL-DOWN

- Im Stehen das linke Bein anwinkeln.
- Mit der rechten Hand (bzw. beiden Händen) den Fuß umfassen.
- Zieh die Ferse nah an den Po, spüre die Dehnung im vorderen Oberschenkel.
- 10 Sekunden lang die Position halten.
- Dann zur anderen Seite wechseln.
- Ebenfalls 10 Sekunden lang dehnen.

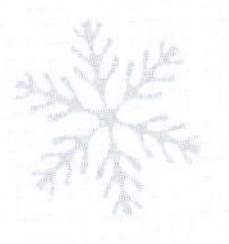

Mehr Bewegung im Alltag

Wenn es doch mal nicht für ein Workout oder eine Mini-Übung reicht, hier ein paar Tipps, wie du trotzdem Bewegung in deinen (Arbeits-)Alltag einbaust. Fast ohne Zeiteinsatz, ganz nebenbei.

GEH ZU FUSS INS HOME-OFFICE

Du arbeitest im Home-Office? Zieh dich trotzdem morgens an und geh zur Arbeit. Oder anders formuliert: Dreh eine kurze Runde um den Block, bevor du den Rechner anschaltest. Und nach Feierabend gehst du wieder nach Hause – wenn du möchtest, andersrum um den Block.

KOMM DOCH MAL RUNTER

Du wohnst im ersten Stock oder höher? Wenn der Paketbote das nächste Mal kommt, lass den Armen nicht zu dir hoch stiefeln, sondern geh runter. Oder komm ihm wenigstens auf halbem Weg entgegen.

AUF DIE (ZEHEN-) SPITZE GEBRACHT

Zähneputzen ist wichtig – und gleich doppelt gesund, wenn du dabei immer mit den Fersen rauf und runter wippst. Bestimmt fallen dir noch mehr Gelegenheiten für „aktives Stehen" ein.

WALKING AND TALKING

Auch für Telefonate gilt: nicht sitzen, sondern rumlaufen. Am besten draußen!

STEH NICHT BLOSS RUM

Und während der Wasserkocher kocht oder der Kaffee in die Tasse läuft: Steh nicht einfach rum oder spiel mit dem Handy, sondern mach ein paar Kniebeugen, Liegestütze an der Arbeitsplatte, feg mal wieder den Küchenboden …

JEDE TASSE EINZELN

Schritte zwischen Schreibtisch und Kaffeemaschine (für Teetrinker: Wasserkocher) zählen. Umweg festlegen – z. B. einmal um den Tisch herum, einmal durch den Flur und zurück – und diesen Weg so oft wie möglich gehen, mindestens einmal pro Tasse Kaffee oder Tee.

LAUF ETWAS WEITER

Parke beim Einkaufen weiter weg von der Eingangstür. Oder geh, wenn möglich, direkt zu Fuß einkaufen. Erledige überhaupt so viel wie möglich zu Fuß oder mit dem Rad. So weit ist der nächste Bäcker ja nun auch nicht weg, oder?

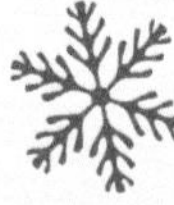

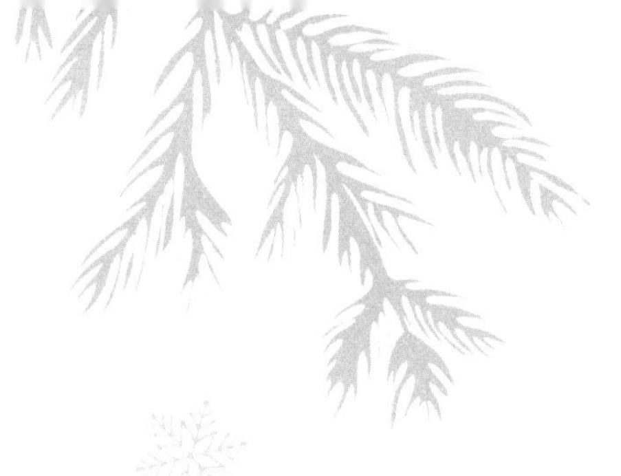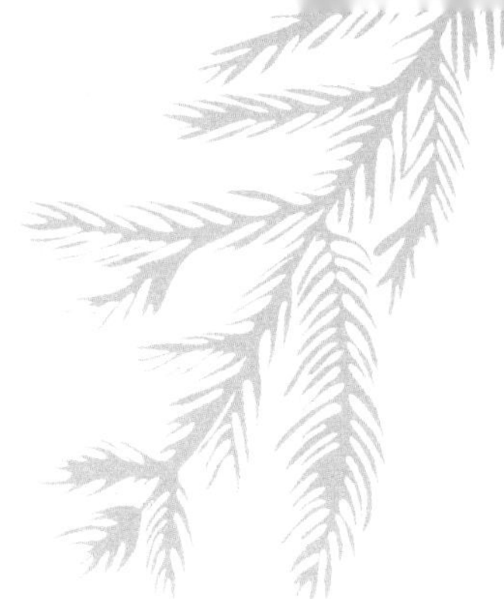

Waldbaden im Winter

„Shinrin Yoku" heißt das „Waldbaden" in Japan, wo es 1982 erfunden wurde. Was für viele vielleicht esoterisch anmutet, war damals ganz schlicht eine Kampagne der japanischen Regierung, die bewirken sollte, dass die Bevölkerung sich mehr in der freien Natur aufhielt. Was also hat es damit auf sich?

Waldbaden, das ist wissenschaftlich belegt, wirkt sich positiv auf unsere Gesundheit aus. Grund dafür sind nicht Ruhe, viel Grün und frische Luft allein, sondern die Botenstoffe der Bäume, die sogenannten Terpene. Diese atmen wir beim Waldbaden ein und nehmen sie auch über unsere Haut auf. Sie senken unter anderem den Blutdruck und reduzieren das Stresshormon Cortisol. So sorgen sie in uns für ein Gefühl der Ruhe und Gelassenheit. Atemübungen, Meditation und weitere Waldbade-Übungen verstärken den Effekt.

Alles wunderbar – aber im Winter? Wenn es kalt und nass ist und die Bäume kahl? Ja! Auch das Waldbaden im Winter bringt viel Gutes für unsere Gesundheit. Nicht zuletzt, weil wir im Winter oft zu wenig vor die Tür kommen. Es gibt aber einige Punkte zu beachten:

* **Zieh dich warm an!** Frieren ist kontraproduktiv für Entspannung. Gefütterte Hose, Thermokissen, doppelte Sohlen oder dicke Socken, eine Mütze, Handschuhe und ein warmer Schal sollten bei niedrigen Wintertemperaturen unbedingt dabei sein.

* **Kurz ist gut!** Eine Dauer von mehr als zwei Stunden sollte der winterliche Waldaufenthalt nicht überschreiten

* **Tannen zum Entspannen!** Ein immergrüner Nadelwald produziert auch im Winter ungebremst Terpene. Außerdem ist es dort grüner, wärmer und stiller als in einem kahlen Laub- oder Mischwald, was sich alles positiv auf den erwünschten Entspannungs-Effekt auswirkt.

Und hier noch zwei Tipps:

* Nutze die dunkle Jahreszeit! Geh zum Sonnenaufgang in den Wald (und zwar nicht, wie im Sommer, morgens um halb vier …) oder betrachte die Sterne aus dem Wald heraus. Plötzlich wird das Universum groß und die Welt ganz klein – und deine Probleme und Sorgen für eine Weile mit ihr.

* Bring einen warmen Tee mit! Genieße die Ruhe, betrachte den Dampf deiner Teetasse, schmecke das Aroma – eine bewusste Tasse Tee im Winterwald ist Achtsamkeit pur.

Rücken
Workout 1

Mit diesem Workout trainierst du sanft den ganzen Rücken- und Schulterbereich. Außerdem bringst du deine Wirbelsäule mit der Abroll-Übung wieder in eine gerade Aufrichtung, sodass du nach dem Workout fast automatisch eine gesündere Sitzhaltung einnimmst.

WARM-UP

- Setz dich aufrecht auf einen Stuhl.
- Die Beine stehen hüftbreit auseinander.
- Die Hände hängen neben dem Körper herunter, die Handflächen zeigen nach innen.
- Nun langsam die Schultern nach hinten unten kreisen.
- Die Übung insgesamt 10-mal wiederholen.

Die Schulterpartie dabei nicht verspannen!

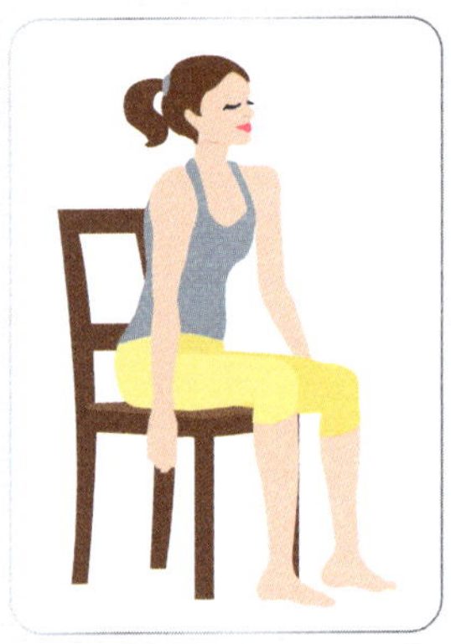
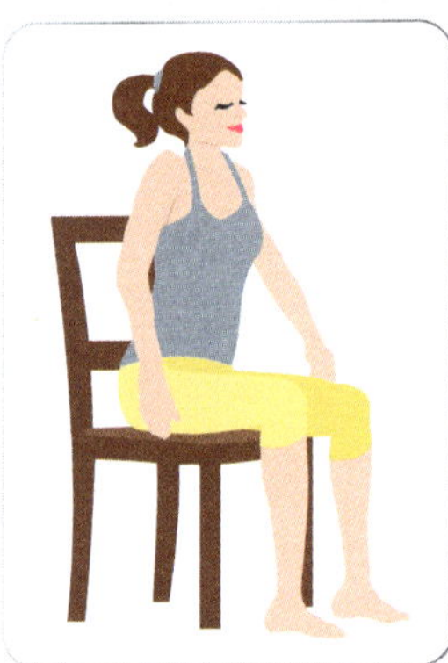

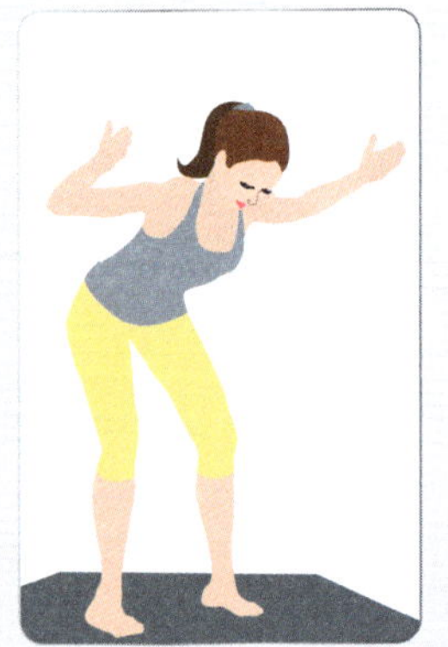
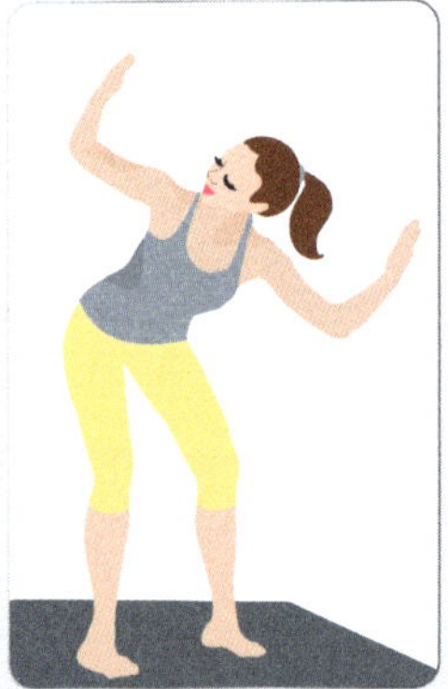

ARMWINKEL

- Stell dich gerade hin, die Beine schulterbreit auseinander.
- Die Knie beugen, den Po zurückschieben, den Rumpf nach vorn beugen.
- Die Arme angewinkelt zur Seite ziehen.
- Die Spannung in den Armen spüren.
- Nun den Oberkörper von der Hüfte aus im Wechsel nach rechts, zurück zur Mitte und nach links drehen.
- Die Übung insgesamt 10-mal wiederholen.

ABROLLEN DER WIRBELSÄULE

- Stehe wieder aufrecht.
- Die Füße parallel schulterbreit nebeneinanderstellen.
- Die Wirbelsäule ist aufgerichtet, die Schultern sind entspannt.
- Die Oberschenkelmuskeln sind angespannt, dies dient der Entlastung der Kniegelenke.
- Verteile dein Gewicht gleichmäßig auf beide Füße.
- Das Becken wird leicht nach vorn gekippt, damit die Energie ungehindert durch die Wirbelsäule fließen kann.
- Dann beuge dich langsam – Wirbel für Wirbel – nach vorn hinab.
- Dabei ausatmen und die Knie leicht beugen oder durchstrecken. Die Hände um die Fußgelenke oder an die Zehen legen.
- Die Position fünf Atemzüge lang halten. Der Rücken bleibt dabei gerade, den Kopf lässt du entspannt zwischen den Schultern hinabhängen.
- Dann langsam wieder aufrichten.

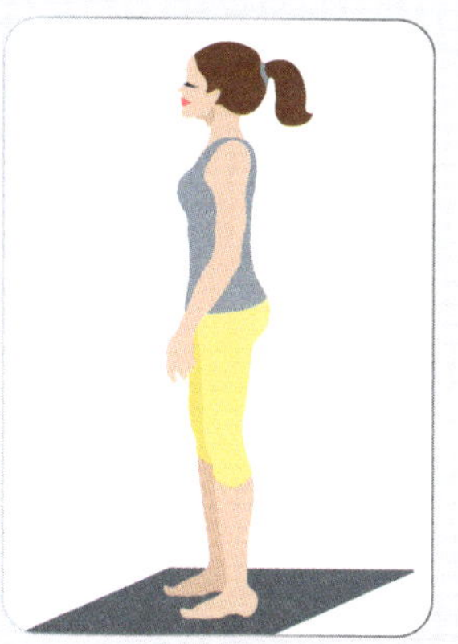
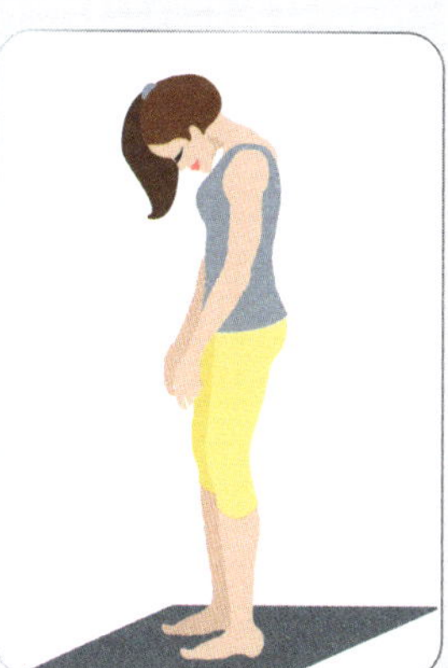
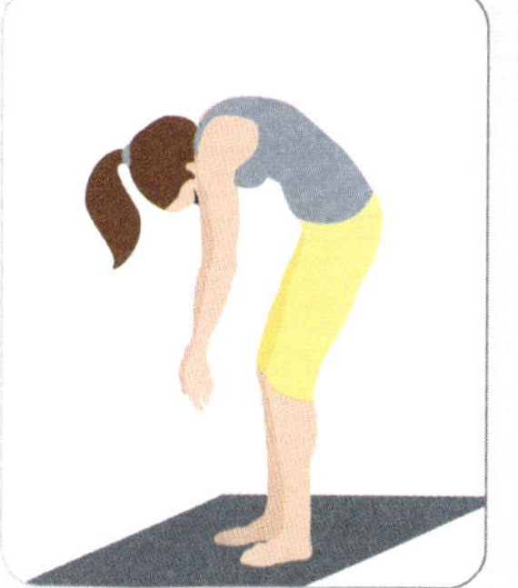
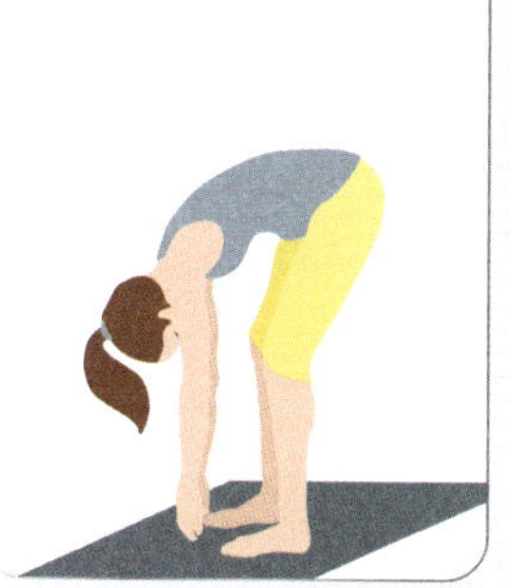

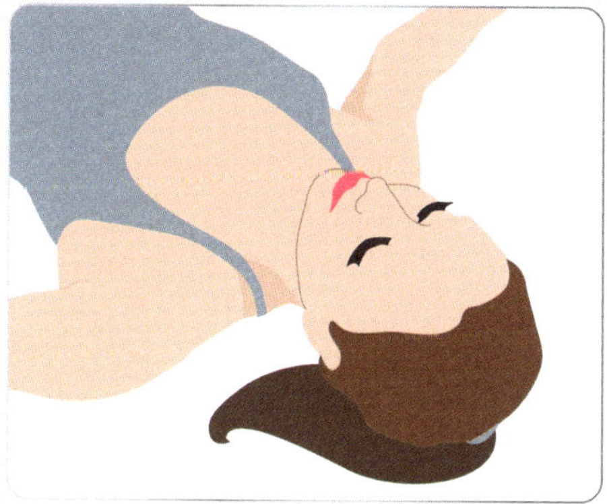

COOL-DOWN

- Lege dich entspannt auf den Rücken.
- Alle Spannung fällt von dir ab.
- Atme tief in den Bauch.
- Du musst nichts tun.
- Nimm dir einige Minuten Zeit, den kostbaren Ruhemoment zu genießen.
- Die Atmung wird ruhiger, die Gesichtszüge sind entspannt und gelöst.

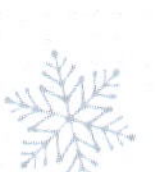

Rücken
Workout 2

Hier sind Kraft und Balance gefragt! Das „kleine Messer" trainiert den Schulterbereich und die Arme. Außerdem perfektes Training fürs Schnippeln des Gemüses für deine Wintersuppe. Beim „Anspanner" kannst du wunderbar die Muskeln an- und den Kopf ausschalten.

WARM-UP

- Setz dich aufrecht auf einen Stuhl.
- Den rechten Arm nun nach hinten oben ausstrecken.
- Die linke Hand außen an den rechten Oberschenkel legen.
- Dann mit leichtem Druck den Oberschenkel nach innen drücken.
- Der Kopf schaut nach rechts zur Seite.
- Atme tief in die gedehnte Seite und die Schulterregion hinein.
- Halte einige Atemzüge lang die Spannung.
- Dann lösen und auf der anderen Seite wiederholen.

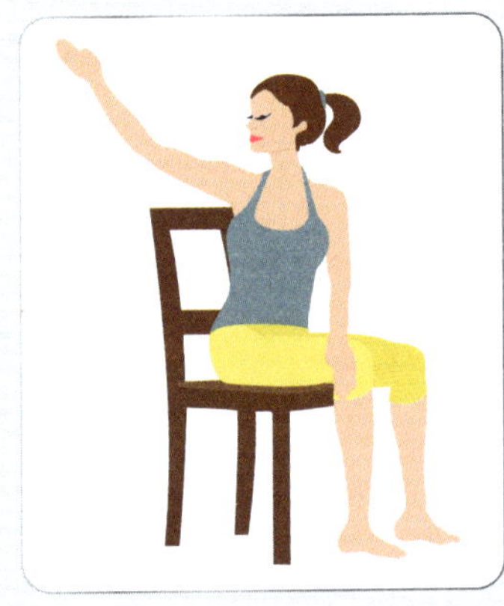

KLEINES MESSER

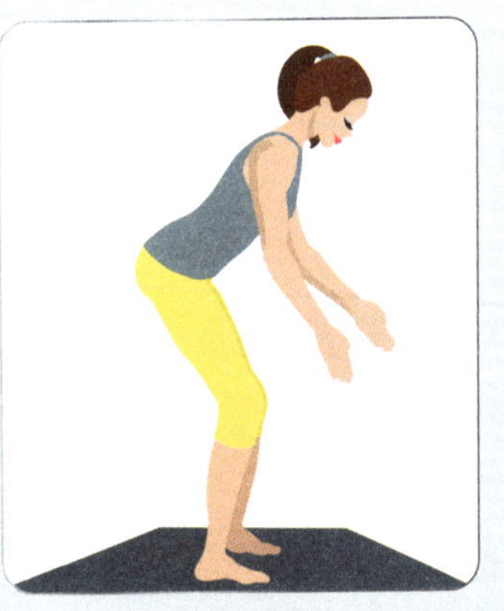

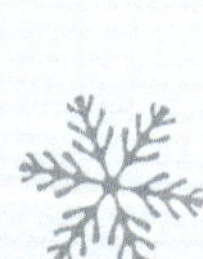

- Stell dich gerade hin.
- Beuge die Knie.
- Den Oberkörper aus der Hüfte heraus nach vorn beugen.
- Den Rücken dabei gerade halten.
- Die Arme parallel zu den Oberschenkeln ausstrecken.
- Kleine, schnelle Hackbewegungen (wie beim Hacken mit einem Messer) ausführen.
- 20-mal wiederholen.
- Dann wieder aufrichten und einen Moment locker stehen.

ANSPANNER

- Gerade stehen.
- Das rechte Knie anwinkeln.
- Die linke Hand zum Knie führen.
- Den rechten Arm seitlich ausstrecken.
- Knie und Hand drücken gegeneinander.
- Die Position drei Atemzüge lang halten.
- Dann lösen und die Übung zur anderen Seite ausführen.

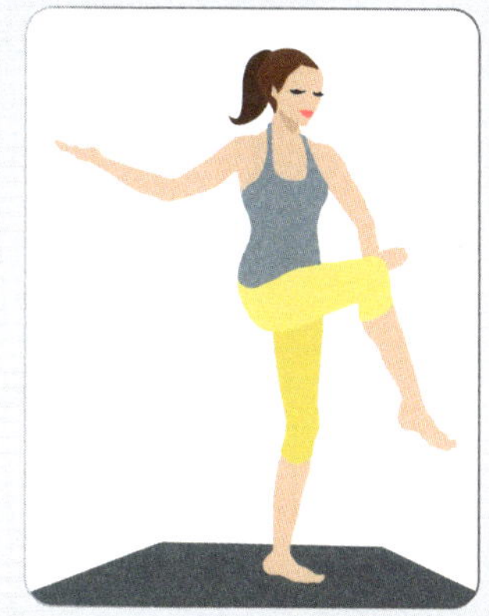
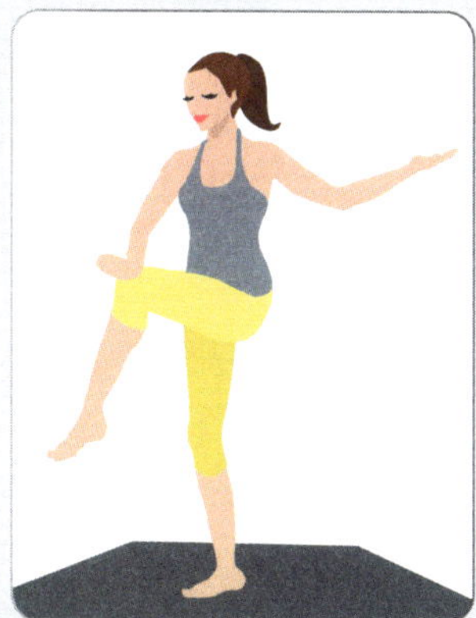

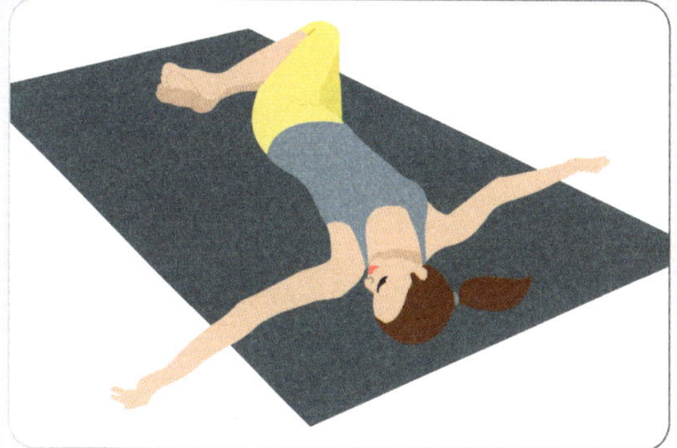

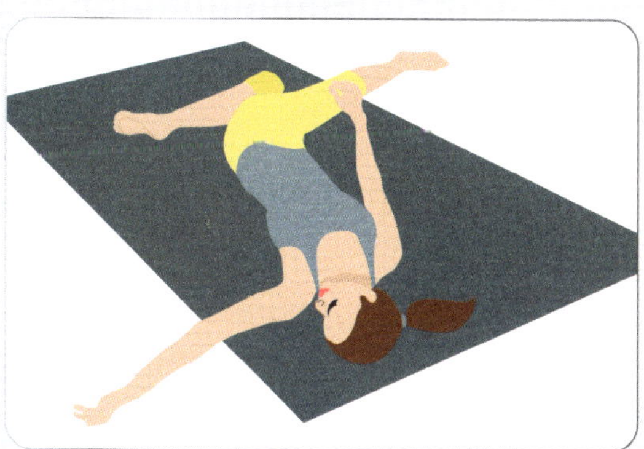

COOL-DOWN

- Lege dich ausgestreckt auf den Boden.
- Atme tief ein und aus.
- Die Arme sind seitlich ausgestreckt.
- Die Beine sind angewinkelt.
- Die Knie dehnen jetzt langsam zur rechten Seite.
- Der Kopf dreht nach links.
- Das Becken möglichst auf dem Boden liegen lassen.
- Atme 30 Sekunden lang in die gestreckte Körperseite hinein.
- Dann das untere Bein ausstrecken, das obere Bein zur Seite strecken.
- Wieder 30 Sekunden in der Position verweilen.
- Die Knie dann wieder anwinkeln und zurück zur Mitte kommen.
- Die Übung zur anderen Seite wiederholen.
- Dabei tief durchatmen und den Rücken genüsslich dehnen und entspannen.

Rücken
Workout 3

Auch bei diesem Workout trainierst du nach dem Prinzip "Kraft im Stehen". Balancen treffen auf kräftigende Bewegungen für Rumpf und Rücken. Außerdem kannst du dich und deine durch zu viel Sitzen oft verkürzten Hüftbeuger hier mal so richtig weit strecken.

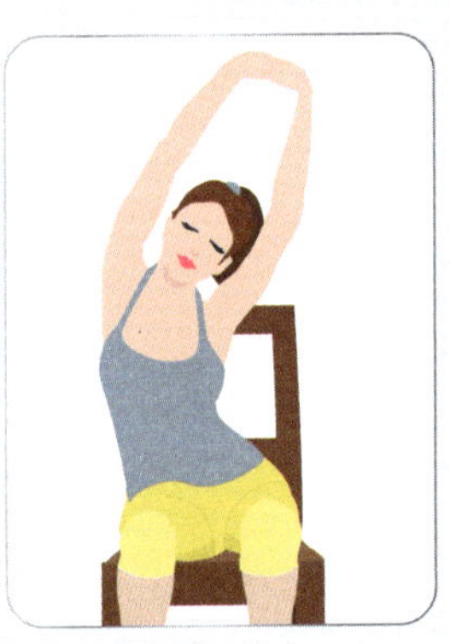

WARM-UP

- Setz dich aufrecht auf einen Stuhl.
- Die Füße stehen hüftbreit auf dem Boden.
- Führe nun die Hände über dem Kopf zusammen, strecke die Arme durch.
- Neige Rumpf und Arme erst nach rechts, dann nach links.
- Verweile jeweils drei Atemzüge lang rechts, dann links in der Position.
- Spüre die intensive Streckung von Wirbelsäule und Körperseiten.
- Atme tief ein und aus.

STANDWAAGE

- Stell dich gerade hin.
- Die Füße sind parallel zueinander positioniert.
- Strecke das linke Bein nach hinten.
- Das Gewicht liegt auf dem Standbein rechts.
- Der Rumpf wird zeitgleich aus der Hüfte heraus vorgebeugt und bildet mit dem hinteren Bein eine Gerade.
- Den linken Arm ausstrecken. Finde deine Balance.
- Dann den linken und rechten Arm im Wechsel zurück- und wieder nach vorn schwingen.
- 10-mal wiederholen.
- Zuletzt das gestreckte Bein anwinkeln und erneut strecken, die Arme weiter pendeln lassen.
- Die Übung zur anderen Seite ebenfalls 10-mal wiederholen.

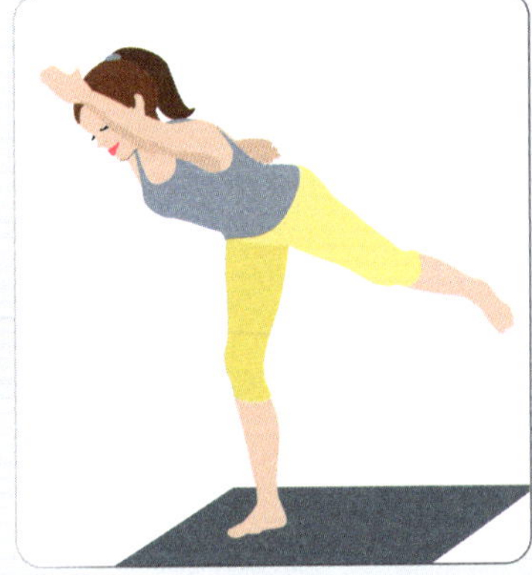

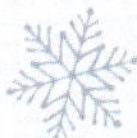

DIAGONALE

- Stell dich gerade hin.
- Das rechte Knie anwinkeln und die linke Hand zum angewinkelten Knie führen.
- Verlagere das Gewicht auf das Standbein.
- Die Balance halten.
- Dehne dann den Rücken, indem du das Bein beim Einatmen seitlich ausstreckst.
- Den linken Arm zeitgleich weit nach oben zur Seite ziehen.
- Behalte einen geraden Rücken; den Rumpf nicht nach vorne beugen.
- Beim Ausatmen wieder Knie und Hand zusammenführen.
- Die Übung 10-mal hintereinander ausführen.
- Dann die Position lösen und gerade stehen.
- Die Übung 10-mal zur anderen Seite ausführen.

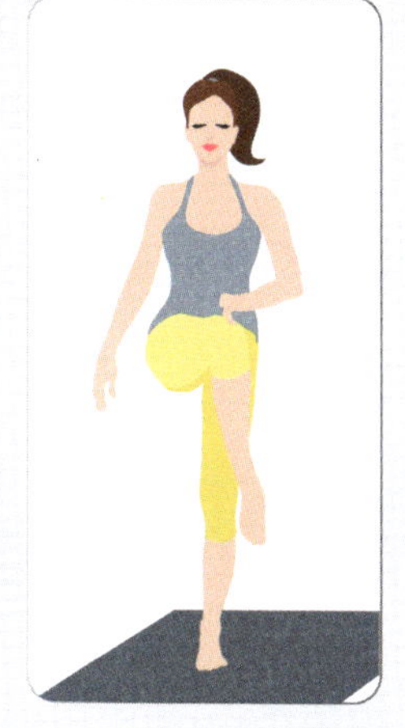

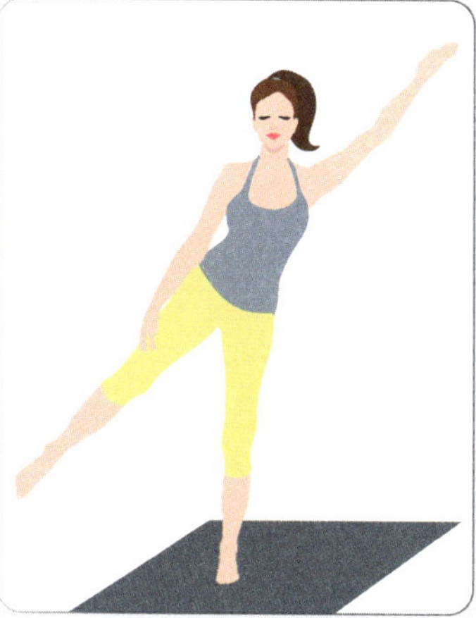

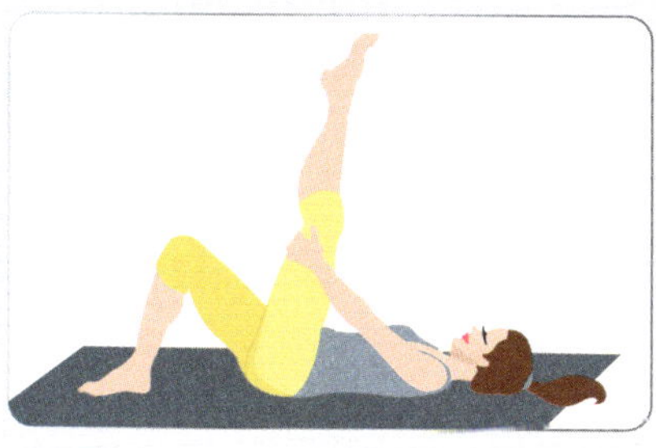

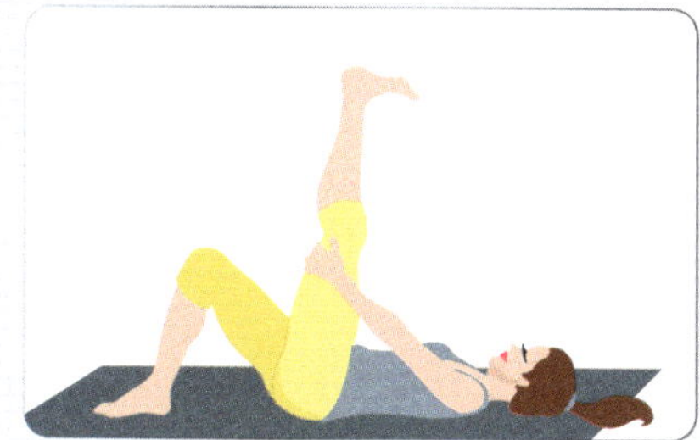

COOL-DOWN

- Lege dich ausgestreckt auf den Rücken.
- Atme tief ein und aus.
- Die Beine sind angewinkelt.
- Strecke das linke Bein hoch, ziehe es zum Körper, indem du die Hände unter die Kniekehlen legst.
- Der Kopf bleibt auf dem Boden.
- Strecke die Fußspitzen zur Decke, ziehe die Fußspitzen dann hinab Richtung Boden.
- Im Wechsel 30 Sekunden lang den Fuß strecken und anziehen.
- Genieße die Dehnung des Rückens.
- Dann die Seite wechseln, die Übung erneut 30 Sekunden lang ausführen.

Fitness-Quickies
für zwischendurch

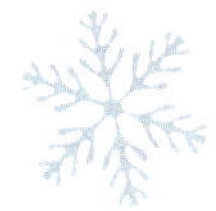

Mit diesen kleinen Powereinheiten kommst du zwischendurch in Bewegung, kannst dich kurz richtig auspowern und dabei wunderbar den Kopf abschalten – oder auch mal Dampf ablassen. Also hoch vom Stuhl, einmal genüsslich räkeln und los geht's!

SQUATS

Früher auch als Kniebeugen bekannt. Keine klassische Cardioübung mit schnellen Bewegungen, aber richtig ausgeführt, kommst du auch hier gut aus der Puste. Stell dich hüftbreit hin und geh in die Knie, dabei schiebt sich dein Po leicht nach hinten, als würdest du dich auf einen Stuhl setzen wollen. Knie bleiben über den Fußgelenken, Oberkörper möglichst gerade! Gleichzeitig die Arme mit leicht geballten Fäusten seitlich anwinkeln. Wieder aufrichten, Arme seitlich nach unten strecken. Und noch mal! Für Fortgeschrittene: Kleine Gewichte oder gefüllte Wasserflaschen in die Hände nehmen oder einen schweren Gegenstand (wer hat, nimmt einen Medizinball) mit angewinkelten/ausgestreckten Armen vor sich halten.

KEEP ON RUNNING!

So schnell wie möglich auf der Stelle rennen. Arme anwinkeln und mitbewegen. 30 Sekunden bis 1 Minute, dann zur Ruhe kommen. Wiederholen! Danach tief durchatmen.

TREPPENSTEIGEN

Ab zur nächsten Treppe und diese mindestens dreimal hintereinander in möglichst hohem Tempo hinunter- und wieder hinauflaufen. Bitte aber nicht in Pantoffeln oder Sandalen, sondern feste Schuhe tragen.

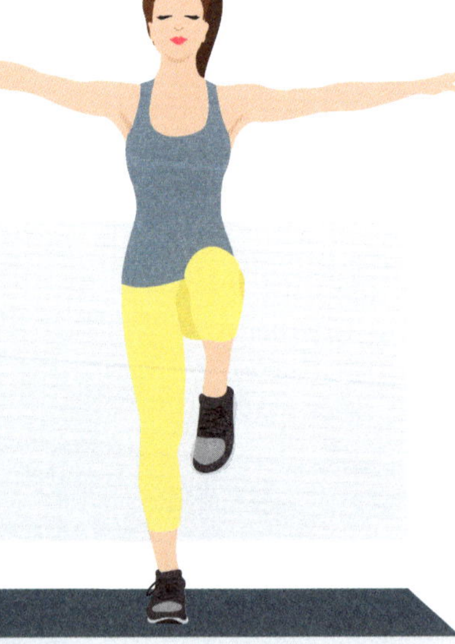

SKIPPING

Stell dich aufrecht hin, die Beine hüftbreit geöffnet, die Arme gerade zur Seite ausgestreckt. Dann zieh aus einer Sprungbewegung heraus die Knie abwechselnd so schnell wie möglich nach oben. Hopp, hopp, hopp! Knie nach oben! Nicht Oberkörper nach unten. 20 Sekunden, 30 Sekunden, Pause. Und noch einmal!

SPINNING MIT DEN FÄUSTEN

Stell dich stabil hin, die Beine weit geöffnet, die
Arme mit geballten Fäusten in Brusthöhe angewinkelt. Nun lässt du die Fäuste eine Minute lang
schnell umeinander kreisen, in kleinen Bewegungen, ohne dass die Fäuste sich berühren. Dabei
zwischendurch die Richtung wechseln. Kannst du
noch schneller? Aber Vorsicht, verpass dir nicht
selbst einen Kinnhaken!

FAHRRADFAHREN

Auf den Rücken legen, Beine angewinkelt hoch
und Radfahrbewegungen machen. Langsam die
Geschwindigkeit steigern. Oder vielleicht machst
du eine Berg- und Tal-Tour? Dann schneller werden, wieder langsamer, wieder schneller. 2 Minuten. Kurze Pause. Noch eine Wiederholung.

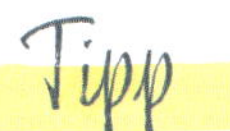

SCHATTENBOXEN

Ein typisches Trainingselement aus dem Kampfsport – aber völlig ungefährlich. Man kämpft dabei mit dem vollen Einsatz des Oberkörpers
gegen einen imaginären Gegner. Stell dich aufrecht hin, Beine sind
weit geöffnet, Stand stabil. Balle die Hände locker zu Fäusten und
führe sie vor der Brust zusammen, Arme angewinkelt. Nun 1 Minute
lang mit den Armen abwechselnd schräg nach vorn boxen, Oberkörper bleibt aufrecht, Schultern drehen leicht (!) mit, das
Becken bleibt unbewegt.

SCHATTENBOXEN ZUR SEITE

Stell dich auf wie fürs Schattenboxen, drehe dann
den Oberkörper zur rechten Seite. Fäuste noch
etwas höher nehmen. Nun mit der rechten Hand
gerade nach rechts boxen, die Schulter dreht
wieder leicht mit. Bei jedem Schlag entweder in
die Knie gehen oder aufrichten. Schlag und runter,
Schlag und rauf … Fang langsam an und werde
immer schneller. 30 Sekunden. Dann die Seite
wechseln. Du kannst nicht mehr? Gerne darfst
du dir vorstellen, dass du mit deiner Faust einen
aktuellen Stressfaktor traktierst …

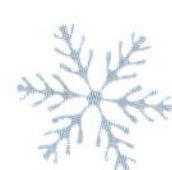

Tipp

Achte bei Box-Übungen auf
präzise Ausführung und gute
Körperspannung, nur so
holst du das Maximum an
Wirksamkeit für dich heraus!

Winterspaziergang
mit Extra-Kick

Diesen Bewegungstipp dürfte jede:r kennen: Einmal am Tag – zum Beispiel nach dem Mittagessen – eine Runde spazieren gehen. Wenn du das ein paar Mal in der Woche schaffst, ist das schon absolut top! 10.000 Schritte am Tag werden empfohlen. Schaff dir zur Motivation am besten einen Schrittzähler an, oder, wenn du zu den Menschen gehörst, die ihr Handy stets bei sich tragen, eine Schrittzähler-App. Du willst noch etwas mehr? Dann haben wir hier ein paar Ideen für dich:

* Trage in jeder Hand eine 0,5-l-Wasserflasche und mache kräftige Armbewegungen beim Spaziergang. Trinke mindestens eine Flasche aus, bis du wieder zu Hause bist. Kraft, Ausdauer und Hydratation in einem!

* Suche dir für deine Runde einen schönen Park, Wald oder See aus, der ein paar Kilometer weiter weg liegt, und fahre dann mit dem Rad dorthin (natürlich nur, wenn es das Winterwetter zulässt).

* Baue Tempowechsel ein: Geh eine Weile flotter, dann bleib kurz stehen und verschnaufe, geh ein Stück gemächlich, dann wieder schneller. Das bringt den Kreislauf – und den Kalorienverbrauch – so richtig in Schwung.

* Steigere die Intensität, indem du Hanteln mitnimmst, Gewichtsmanschetten um die Fußgelenke schnallst, einen schweren Rucksack trägst und/oder dir eine Strecke mit besonders vielen Treppen oder Steigungen suchst.

* Wenn es durch Schnee oder Reif nicht zu rutschig ist: Geh auch mal ein Stück rückwärts oder in Schlangenlinien, balanciere auf Mäuerchen oder Straßenpflastermustern entlang – das stärkt das Körperbewusstsein. Der Rückwärtsgang soll sogar gegen Schmerzen im unteren Rücken helfen.

* Suche dir feste Punkte auf deinem Weg, an denen du jedes Mal kleine Dehn- oder Kraftübungen einbaust. Z. B. Stretching mit dem Bein auf der Parkbank oder stehende Liegestütze an einem Baum.

* Inzwischen gibt es in vielen Parks und manchen Grünflächen größerer Wohnanlagen kleine Ansammlungen fest installierter Sportgeräte oder Calisthenics-Geräte. Warum nicht mal dort vorbeispazieren und ein paar kleine Übungen machen? Da die Stangen bei niedrigen Temperaturen unangenehm kalt sein können, zieh Handschuhe mit einem festen Gripp an und turne dann etwas vorsichtiger.

Walking

Beim Walking gehst du schon um einiges schneller als beim Spaziergang und setzt zur Unterstützung aktiv und deutlich deine Arme ein, was Schultern, Rücken, Brust und Arme stärker beansprucht. Walking belastet zudem die Gelenke weniger als Joggen. Und du kannst dich dabei noch gut unterhalten – ideal also, wenn du dir Mitstreiter:innen suchst!

DIE TECHNIK

Deine Arme sind nicht mehr als 90 Grad angewinkelt, die Schultern locker, den Brustkorb hebst du an. Und los geht's: Anders als beim Joggen löst sich beim Walken der hintere Fuß erst vom Boden, wenn das Gewicht auf dem vorderen Fuß liegt. Dadurch ist das hintere Bein fast durchgestreckt, das vordere leicht gebeugt. Wichtig ist, dass du den Fuß beim Gehen über die ganze Fußsohle abrollst. Willst du schneller werden, mach keine größeren Schritte, sondern mehr und kleinere. Die Arme schwingen dabei in Brustbeinhöhe gegengleich mit, die Hände lässt du locker. Achte darauf, die Schultern nicht hochzuziehen.

TRAININGSPLAN ZUM FITWERDEN

Gehe walken, wann immer und solange du Lust hast, das ist super! Möchtest du aber eine deutliche Fitness-Verbesserung spüren oder vielleicht ein bisschen abnehmen, solltest du verlässlich mehrmals wöchentlich auf die Strecke gehen. Hier ist ein möglicher Trainingsplan für den Einstieg. Plane dafür immer genügend Zeit ein; teile die längeren Einheiten in Morgen- und Abend-Walks auf, wenn du es nicht anders schaffst. Denke bei Walks in der Dämmerung an Reflektoren an der Kleidung und schaffe dir ggf. eine kleine Stirnlampe an.

WOCHE	1	2	3	4	5	6	7	8	9	10
Optimale Trainingsintensität/Herzfrequenz in %*	60	60	60	60	65	65	70	70	75	75
Trainingsdauer in Min.	15	15	20	20	30	30	45	45	45	60
Trainingseinheiten pro Woche	2	2	2	2	3	3	3	3	4	4

* vom maximalen Puls, welcher 220 minus dein Lebensalter beträgt

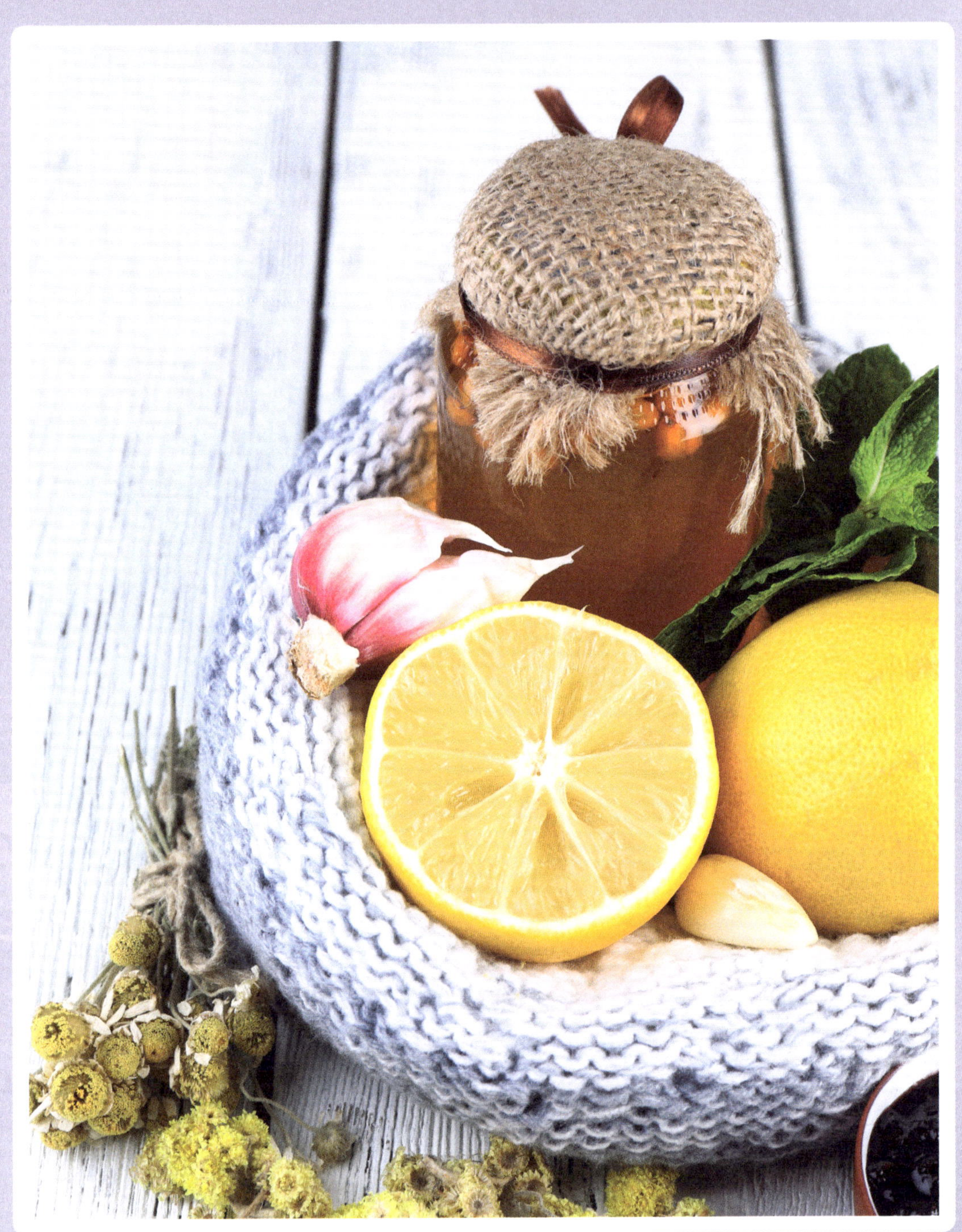

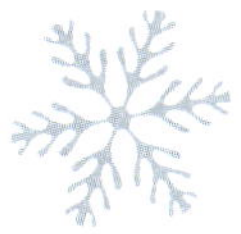

Immun-Basics

Endlich ein Winter ohne Schniefnase, das wünschen
wir uns doch alle. Starke Abwehrkräfte sind da das
A und O. In diesem Kapitel findest du wertvolle Tipps,
um dein Immunsystem zu trainieren, und die besten
Hausmittel, wenn es dich doch mal erwischt.
So zeigst du der nächsten Erkältung die rote Karte!

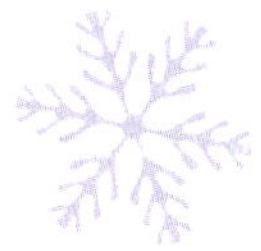

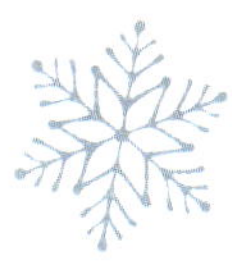

Ein gesundes Zuhause für starke Abwehrkräfte

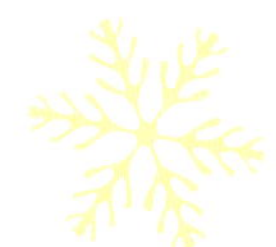

*Wer hasst sie nicht, die klassischen Winterplagen Husten, Schnupfen, Heiserkeit?
Aber du bist ihnen nicht schutzlos ausgeliefert. Eine ziemlich wirksame Verteidigungslinie
gegen die fiesen Keime kannst du mit ein paar einfachen Verhaltensregeln und alles
andere als abgehobenen Hygienemaßnahmen im eigenen Zuhause errichten.*

WAS IST EIGENTLICH HYGIENE?

Offiziell ist Hygiene die Gesamtheit „aller Bestrebungen und Maßnahmen zur Verhütung von Krankheiten und Gesundheitsschäden beim Einzelnen (Individualhygiene) und bei der Allgemeinheit (Allgemeinhygiene)", also alles, was man im Alltag so tun kann, um gesund zu bleiben. Auf die Idee, dass Sauberkeit dabei eine zentrale Rolle spielt, ist man übrigens erst überraschend spät gekommen.

Bis in die erste Hälfte des 19. Jahrhunderts wurden medizinische Gerätschaften vor dem Einsatz nicht gereinigt und auch Wunden verschiedener Patienten wurden durchaus auch mal mit demselben Schwamm gesäubert. Mit den entsprechenden Folgen für Leib und Leben der Patienten. Dann gelang es dem Arzt Ignaz Semmelweis zu beweisen, dass die Übertragung von Krankheiten durch Desinfektion verhindert werden kann. Und so starben nach der Einführung der regelmäßigen Handdesinfektion auf seiner Geburtshilfestation erheblich weniger Frauen an Kindbettfieber als zuvor.

Anders als im Krankenhaus bedeutet Hygiene im Alltag nicht, dass man den Keimen auf Teufel komm raus mit der Desinfektionskeule den Kampf ansagen muss. Im Gegenteil. Die Wissenschaft hat Hinweise darauf gefunden, dass eine übertriebene Sauberkeit im Haushalt das Auftreten von Allergien begünstigt, weil das Immunsystem durch den verringerten Kontakt mit Erregern schon bei harmlosen Pollen und Hausstaub mit Alarmstufe Rot reagiert. Fürs Zuhause gilt also im Normalfall: Schön und nicht klinisch sauber machen.

Wenn es in den eigenen vier Wänden schön sauber ist, ist das nicht nur gut fürs Wohngefühl, sondern auch für die Gesundheit. Damit Keime und Erreger bei dir in der Unterzahl bleiben, solltest du Spüle, Arbeitsflächen, Küchengeräte, Regale, Tür- und Schrankgriffe und Tische regelmäßig mit warmem Wasser und einem Reiniger wie Spülmittel säubern und anschließend trockenwischen. Auch der Boden sollte regelmäßig gefegt und mindestens einmal in der Woche gewischt werden. Dass man zum Putzen und Spülen unterschiedliche Tücher verwendet und den Boden mit anderen Lappen putzt als Tische und Oberflächen, ist ja sowieso klar.

Achte außerdem darauf, dass im Kühlschrank keine abgelaufenen Lebensmittel rumgammeln, und wische das Gerät öfter mal mit einem feuchten Lappen aus. Auch benutztes Geschirr solltest du nicht tagelang in der Spüle stehen lassen, sondern mindestens einmal am Tag abspülen und aufräumen. Wenn du dann noch regelmäßig den Müll herausträgst, hast du eigentlich alles richtig gemacht …

RICHTIG HÄNDE WASCHEN

Unsere Hände können, wenn wir sie nicht regelmäßig waschen, zu extrem wirksamen Viren- und Bakterienschleudern werden, die verantwortlich für eine Vielzahl von Kontaktinfektionen sind. Bei einer Kontaktinfektion gelangen die Krankheitserreger direkt von Mensch zu Mensch, z. B. dann, wenn ein Grippekranker sich in die Hand niest und dann jemanden per Handschlag begrüßt, ohne sich vorher die Hände zu waschen. Um die Verbreitung von Viren und Bakterien zu verhindern, gibt es daher kaum etwas Wirkungsvolleres als Händewaschen. Aber die richtige Technik ist entscheidend. Also:

1. Wasser marsch! Hände gut nass machen.

2. Wichtig ist es, die Hände so mit Seife zu bedecken, dass es beim Reiben tüchtig schäumt.

3. Dann heißt es: schrubben, massieren, reiben! Auch die Handrücken, zwischen den Fingern und unter den Nägeln waschen. Es dauert rund 20 Sekunden, bis die Hände wirklich sauber sind. Dass das so lang ist wie zwei Durchgänge „Happy Birthday", weiß inzwischen wohl fast jeder.

4. Anschließend die eingeseiften Hände gründlich unter fließendem Wasser abspülen und gut abtrocknen, denn auf feuchten Händen vermehren sich Bakterien und Viren viel schneller. Übrigens: Die Hände werden mit kaltem Wasser genauso sauber wie mit warmem, solange ihr ausreichend Seife verwendet.

In Bad und Toilette ist Sauberkeit eigentlich eine Selbstverständlichkeit. In der „Nasszelle" solltest du alle Oberflächen, das Waschbecken und die Badewanne oder Dusche sowie die Toilette besonders gründlich sauber machen. Wechsle außerdem jede Woche alle Hand- und Badetücher aus, dazu auch die Waschlappen. Da es im Bad oft ziemlich feucht ist, besonders, wenn es keine Fenster gibt und sich darum leicht Schimmel bildet, der dein Immunsystem schwächen kann, solltest du darauf achten, feuchte Textilien so aufzuhängen, dass sie schnell trocknen, nach dem Baden oder Duschen ordentlich lüften und Dusche oder Badewanne mit einem Tuch oder Abzieher trocknen.

Auf benutzten Kleidungsstücken und Heimtextilien tummeln sich jede Menge Mikroorganismen – das mag gruselig klingen, ist aber ganz normal, denn die stammen vom menschlichen Körper und sind solange ungefährlich, wie man nicht an einer hochinfektiösen Krankheit leidet.

Im Alltag reicht es eigentlich, Oberbekleidung bei niedrigen Temperaturen um die 30 °C zu waschen, denn dank moderner Waschmittel- und Waschmaschinentechnologien kann man auch bei diesen vergleichsweise niedrigen Temperaturen gute Waschergebnisse erzielen.

Wenn die Wäsche allerdings nicht nur sauber, sondern wirklich hygienisch rein werden soll, und das schon bei 40 °C, muss man zu einem festen, bleichmittelhaltigen Vollwasch- oder Universalwaschmittel greifen. Das empfiehlt sich übrigens auch für die Wäsche von Spüllappen und Putztüchern sowie Handtüchern, Waschlappen, Bettwäsche und Unterwäsche, denn so wirst du feindliche Keime sicher los. Hygienespüler oder die klassische 60 °C Wäsche braucht man heute nicht mehr oder nur in Ausnahmefällen.

Die gewaschene Wäsche solltest du dann auch zügig zum Trocknen aufhängen, damit sich im feuchten Waschmaschinenklima Keime nicht vermehren können.

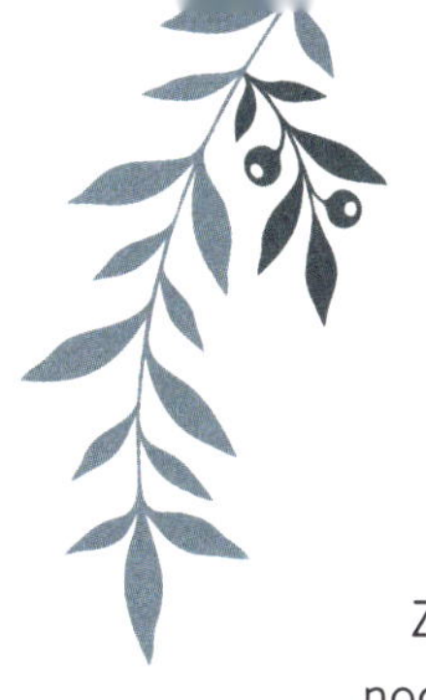

Pflanzliche Luftfilter

Zimmerpflanzen sind toll: Sie machen es nicht nur wohnlich, sondern produzieren auch noch Sauerstoff und sorgen für ausreichend Luftfeuchtigkeit. So helfen sie gegen trockene Atemwege und schützen uns vor fiesen Erkältungen und Husten, denn die Erreger sind bei feuchter Luft weniger mobil und sinken schneller zu Boden.

Bestimmte Sorten wie Efeu, Philodendron, Drachenbaum, Einblatt oder Nestfarn können sogar Schadstoffe aus der Luft filtern. Weiterer Pluspunkt: Anders als herkömmliche Raumluftfilter sind sie in der Anschaffung günstig, brauchen keinen Strom, müssen bei guter Pflege nicht ständig ausgetauscht werden und machen keinen Lärm. Wenn das kein Argument für einen Pflanzendschungel im Wohnzimmer ist!

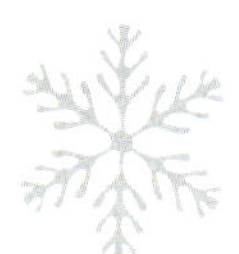

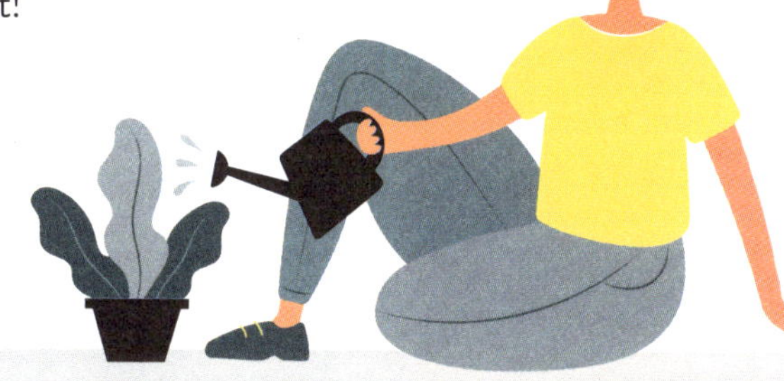

Frischen Wind
ins Heim bringen

Frische Luft ist nicht nur wichtig fürs Raumklima und Wohngefühl, sondern beugt auch Infektionen vor. Denn wird die Luft in einem Raum nicht regelmäßig ausgetauscht, steigt die Anzahl der Erreger in der Raumluft. Lässt man jedoch eine Portion Frischluft herein, verringert sich die Zahl und das Ansteckungs-risiko in Räumen, in denen sich Menschen mit einer Infektion aufhalten, sinkt. Auch in der Heizsaison, wenn man eigentlich darauf achtet, Fenster und Türen geschlossen zu halten, damit es in der Wohnung kuschelig warm bleibt, solltest du auf keinen Fall darauf verzichten, regelmäßig tüchtig durchzulüften. Dazu aber bitte nicht die Fenster ewig auf Kipp stehen lassen, denn dann dauert es ganz schön lange, bis die warme Luft die kalte wieder ersetzt hat. Und das kostet Heizenergie. Darum lieber zweimal am Tag ordentlich 5–10 Minuten durchlüften, am besten mit Durchzug. So kommt gute, frische Luft rein, ohne dass die Wohnung auskühlt. Während des Lüftens solltest du die Heizkörper natürlich runterdrehen …

Auch mal
kalte Füße kriegen

Gehörst du auch zu den Warmduschern? Ist ja auch nicht verkehrt, so eine schöne warme Dusche. Aber fürs Immunsystem dürfen es auch mal kalte Güsse sein. Das wusste schon Sebastian Kneipp. Der bayerische Priester ist der Urvater der modernen Kaltwassertherapie, die er Mitte des 19. Jahrhunderts wiederentdeckte, nachdem er selbst unter einer Lungenerkrankung litt. Seine Anwendungen sind heute noch fester Bestandteil vieler Kuren und es ist mittlerweile erwiesen, dass es sich positiv auf die Abwehrkräfte auswirkt, wenn man sich mit kalten Duschen oder Wechselfussbädern trainiert.

Aber Vorsicht, wenn du bereits krank bist, solltest du auf jeden Fall die Wärme suchen. Die Wirkung der kalten Güsse kann sich nur durch längeres Training positiv entfalten. Beginne also am besten im Sommer damit. Da ist so eine Erfrischung zwischendurch ja auch ganz angenehm. Dusche zuerst nur kurz, ca. 30 Sekunden täglich, kalt. Wenn du das gut verträgst, kannst du dich langsam steigern, auf 60 – 90 Sekunden. Anfang des Herbstes kannst du dich dann vielleicht auch in kühleres Wasser am Badesee wagen und ein paar Züge schwimmen. Achte aber darauf, nicht zu lang und am besten nicht allein zu schwimmen. So hast du im Notfall Hilfe.

Auch das gute alte Wechselfussbad kann deine Abwehrkräfte steigern. Stelle dafür die Füße in eine Plastikwanne oder einen Eimer, halb gefüllt mit 33 °C warmem Wasser. Gib dann alle 1–2 Minuten etwas heißes Wasser (aus einer Thermoskanne) hinzu. Wichtig ist, dass die Temperatur langsam und gleichmäßig ansteigt, und zwar innerhalb von höchstens 10 Minuten von 33 °C auf 43 °C. Brause dann im Anschluss Füße und Unterschenkel mit kaltem Wasser in der Dusche ab. Nach dem Abtrocknen ziehst du dann warme Socken an. So ein Fussbad kannst du mehrmals die Woche machen, beginne aber auch hier langsam, um deinen Körper nicht zu überfordern.

Wenn's dich doch erwischt

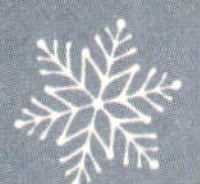

Wenn die lästige Erkältung dann doch einmal da ist, gilt es umsichtig zu sein, damit du andere nicht ansteckst und auch selbst schnell wieder auf die Beine kommst. Das oberste Gebot lautet da: Wer krank ist, bleibt zu Hause. Auch wenn noch vor einigen Jahren die Einstellung weit verbreitet war, dass man selbst noch „mit dem Kopf unter dem Arm" – also ziemlich krank – zur Arbeit zu gehen hat, ist man heute klüger. Was hilft es denn, wenn man seinen Teil der Arbeit erledigt, aber dafür reichlich andere Kolleg*innen ansteckt, die dann krank zu Hause bleiben müssen? … Eben. Gar nix.

Ebenso wichtig ist es, die Niesetikette zu wahren. Wenn vorhanden, hält man sich ein Taschentuch vor Mund und Nase, wenn nicht, nimmt man die Armbeuge. Händewaschen ist danach sowieso angesagt, ganz besonders aber, wenn weder Taschentuch noch Armbeuge auf die Schnelle verfügbar waren.

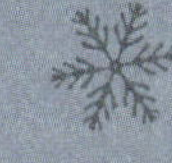

Stellt sich zu der Erkältung auch noch Fieber ein und steigt deine Körpertemperatur über 38 °C, ist die wichtigste Maßnahme immer: Bettruhe! Hält hohes Fieber, also 39 °C und mehr, länger als einen Tag an oder kommt Benommenheit hinzu, solltest du dringend einen Arzt kontaktieren. Das gilt übrigens auch, wenn andere Beschwerden länger als drei Tage anhalten oder sich sogar noch verschlimmern.

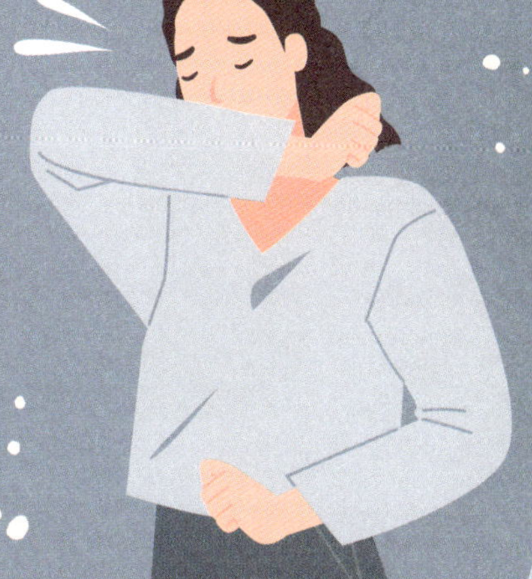

Einfache Hausmittel bei Erkältung & Co.

Eine grippale Infektion, also die klassische Erkältung, verläuft in typischen Phasen. Schon bald nach der Infektion kommt es zu ersten Symptomen: Mattigkeit, Kopf- und Gliederschmerzen und Halsweh sind eindeutige Zeichen dafür, dass eine Erkältung im Anzug ist. Nach ein bis zwei Tagen ist die Nase dann verstopft und läuft, zu den Halsschmerzen kommen Schluckbeschwerden und manchmal auch leichtes Fieber. Diese Phase dauert drei bis vier Tage, und du verbringst sie am besten im Bett. Danach geht es dir zwar im Normalfall wieder besser, sprich die Nase ist wieder frei, Kopf- und Gliederschmerzen verabschieden sich langsam. Leider kommt in dieser Phase gerne ein neues Feature dazu: der gemeine trockene Husten, der sich im weiteren Verlauf häufig zu einem festsitzenden Husten mit zähem Schleim entwickelt. Zur Linderung der Symptome gibt es erfreulicherweise allerlei Hausmittel, die du leicht selbst herstellen kannst.

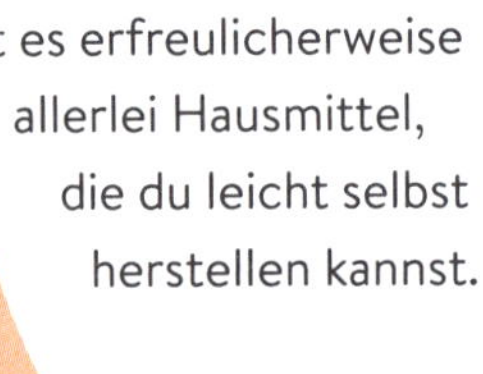

SCHNUPFEN UND VERSTOPFTE NEBENHÖHLEN

So ein Schnupfen kann ganz schön lästig sein. Ein altes Hausmittel, auf das schon unsere Großmütter geschworen haben, ist Inhalation. Dabei nimmt der Körper über die Schleimhäute die wohltuenden Inhaltsstoffe auf, die abschwellend und beruhigend wirken. Du kannst das Inhalationsbad entweder mit Kräutern oder mit ätherischen Ölen zubereiten:

KAMILLE-DAMPFBAD

Übergieße in einer großen Schüssel 2 Handvoll Kamilleblüten mit einem Liter kochendem Wasser und lasse den Aufguss zugedeckt 5 Minuten ziehen. Dann beugst du den Kopf über die Schüssel, breitest ein Handtuch über Kopf und Schultern und atmest die Dämpfe etwa 10 Minuten lang ein. Dabei musst du langsam und tief über die Nase einatmen.

KRÄUTERÖL-DAMPFBAD

Gib in eine große Schüssel mit einem Liter kochenden Wasser 1 Tropfen Pfefferminzöl, 2 Tropfen Eukalyptusöl und 5 Tropfen Rosenöl. Anschließend inhalierst du die Kräuter-Dämpfe wie oben beschrieben.

INGWERKOMPRESSE

Für eine Ingwerkompresse schneidest du ein daumengroßes Stück frischen Ingwer in kleine Stücke und zerdrückst sie dann mit der Knoblauchpresse. Den Saft und die Fasern verrührst du in einer kleinen Schale, wärmst das Ganze im Wasserbad und schlägst den Brei anschließend in ein dünnes Tuch ein.
Die warme Kompresse legst du dir zehn bis 30 Minuten lang auf die Wangen oder die Stirn und entspannst ein bisschen auf der Couch.

Ingwer ist mit seiner antibakteriellen Wirkung eine echte Wunderwaffe. Auch bei Schnupfen und verstopften Nasennebenhöhlen hilft er sowohl bei äußerer als auch innerer Anwendung.

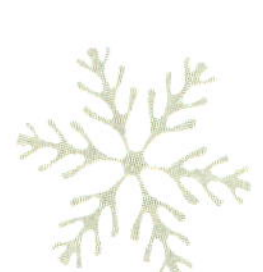

INGWERTEE

Wohltuend und wirksam gegen alle Symptome einer Erkältung ist Ingwer auch von innen. Am besten kocht man sich einen Tee aus der scharfen Wurzel. Dazu ein Stückchen Ingwer schälen und in Scheiben schneiden, mit heißem Wasser aufkochen und rund eine Viertelstunde ziehen lassen. Das Gute an dem Tee ist, dass er außerdem den Flüssigkeitshaushalt reguliert.

Wenn dir der Ingwer pur zu scharf ist, kannst du noch etwas Zitrone oder Pfefferminze zugeben, um für ein angenehmeres Aroma zu sorgen.
Achtung: Schwangere sollten Ingwer nicht als Hausmittel verwenden, da er, in zu großen Mengen genossen, Wehen auslösen kann.

NASENSPÜLUNG

Nasenduschen mit fertig abgepacktem und dosiertem Nasenspülsalz kann man in jedem Drogeriemarkt kaufen, aber das ist gar nicht nötig, denn man kann die Nasenspülung auch viel günstiger und schneller selbst machen.

Du mischst dafür einen Liter lauwarmes Wasser mit 9 Gramm Salz – oder du füllst Wasser in einen sauberen Becher und rührst einen halben gestrichenen Teelöffel Kochsalz hinein.

Dann beugst du dich über das Waschbecken, gießt etwas Salzwasser aus dem Becher in deine hohle Hand und saugst es vorsichtig in ein Nasenloch ein. Anschließend schnaubst du die Lösung über dem Waschbecken wieder aus. Das machst du mit beiden Nasenlöchern. Danach ist dein Nasenraum erst mal bakterien-, viren- und staubfrei.

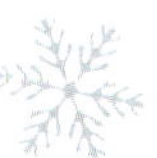

Das Geheimnis der *Hühnersuppe*

Hühnersuppe lindert Erkältungssymptome und macht die verstopfte Nase frei. Das wussten schon unsere Großmütter. Inzwischen weiß die Wissenschaft auch, woran das liegt. Ein großer Pluspunkt der Hühnersuppe liegt in der leckeren klaren Brühe, von der man selbst dann noch was schmeckt, wenn man eigentlich nichts mehr schmeckt, und die auch noch hilft, den Flüssigkeitsbedarf zu decken – und trinken, das ist bekannt, ist bei einer Erkältung noch wichtiger als sonst schon. Und das Hühnchen in der Suppe ist reich an Eiweißen, die das Immunsystem so dringend braucht, und enthält diverse B-Vitamine, die unsere körpereigene Abwehr stärken und die Verdauung anregen. Außerdem fördern sie die Produktion des Stimmungsaufhellers Serotonin. Klassisches Suppengemüse wie Karotten, Sellerie und Lauch oder Zwiebeln enthält Vitamin C und K sowie diverse Mineralien, die als Booster für das Immunsystem fungieren und dazu beitragen, dass man sich schneller von der Krankheit erholt. Und wenn du dann noch den Dampf der Suppe einatmest, öffnet das die Atemwege. Das nenne ich mal Rundum-Versorgung.

ZUTATEN

1 küchenfertiges Suppenhuhn (ca. 1,5 kg)

Salz

1 Bund Suppengrün

2 Lorbeerblätter

5 Pfefferkörner

3 Möhren

200 g Suppennudeln

100 g Erbsen (TK)

Pfeffer

1 Bund glatte Petersilie

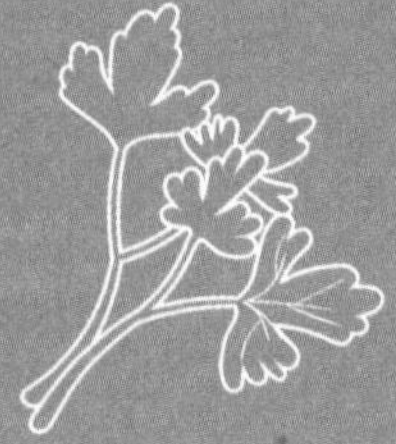

Für 4 Portionen • Zubereitungszeit: ca. 30 Minuten (plus Garzeit)

1. Das Huhn gründlich unter fließendem Wasser waschen und in einen Topf geben. Mit kaltem Wasser bedecken und 1/2 Tl Salz hinzufügen. Alles aufkochen lassen und den Schaum abschöpfen.

2. Das Suppengrün putzen, waschen, nach Bedarf schälen und würfeln. Das Gemüse mit den Lorbeerblättern und den Pfefferkörnern zum Huhn geben und alles etwa 1 Stunde 30 Minuten köcheln lassen.

3. Das Huhn aus der Suppe nehmen, abkühlen lassen, das Fleisch von den Knochen lösen und würfeln. Die Brühe durch ein Sieb gießen.

4. Die Möhren schälen und in dünne Stifte schneiden. Die Suppennudeln separat in reichlich Salzwasser garen. Die Petersilie waschen, trocken schütteln und hacken.

5. Die Möhrenstifte in der Suppe 5 Minuten köcheln. Die Erbsen zugeben und 5 Minuten garen. Das Hühnerfleisch in die Suppe geben, Salz und Pfeffer abschmecken und mit Petersilie bestreut servieren.

Honig –
das süße Heilmittel

Den lieben Bienchen sei Dank versüßt uns Honig nicht nur Speisen und Getränke, sondern ist auch eines der ältesten Hausmittel bei allerlei Beschwerden. Schon in Ägypten wurden die entzündungshemmenden, antibakteriellen Inhaltsstoffe im Honig geschätzt und oft zur Behandlung von Wunden eingesetzt. Das kannst du übrigens auch heute noch ohne Bedenken ausprobieren. Wenn du eine kleine Wunde oder einen Pickel hast, säubere die Stelle zunächst sorgfältig und gibt dann mit einem Wattestäbchen etwas Honig drauf. Du wirst sehen, wie schnell alles verheilt ist.

In der Erkältungszeit und sowieso im Winter ist Honig aber das Süßungsmittel der Wahl in allen Tees. Der süß-würzige Geschmack macht nicht nur gute Laune, sondern Honig hilft nachweislich auch Hustenbeschwerden zu lindern. Er wirkt dabei wie ein natürliches Antibiotikum und oftmals sogar besser als das. Honig mildert deinen Hustenreiz, wirkt schleimlösend und entzündungshemmend.

Auch bei Magen-Darm-Erkrankungen kann dir eine Lösung aus Wasser, Honig und Salz helfen, den Magen zu beruhigen und die lästigen Bakterien und Viren loszuwerden.

Aber Achtung, wie so oft, werden die natürlichen Wirkstoffe abgetötet, wenn Honig über 40 °C erhitzt wird. Rühre daher den Honig erst in deinen Tee, wenn er etwas abgekühlt ist, oder greife vielleicht zum Honigbrot beim Frühstück. Es spricht natürlich nichts dagegen das süße Gold auch direkt vom Löffel zu schlecken. Kleinkindern und Säuglingen darfst du Honig allerdings nicht geben. Die Sporen eines natürlichen Bakteriums im Honig können gesundheitsschädlich für Kinder sein.

Halsschmerzen

Halsschmerzen sind nicht immer unbedingt ein Erkältungssymptom. Wenn du in Räumen mit trockener oder verrauchter Luft ausdauernd laut geredet oder gesungen hast – der Karneval lässt grüßen –, können deine Stimmbänder dir das übel nehmen. Die Folgen sind – ähnlich wie bei einer Erkältung – Halsweh, Schluckbeschwerden und eine belegte Stimme. Aber dagegen ist ja Gott sei Dank ein Kraut gewachsen …

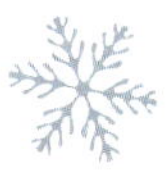

KARTOFFELWICKEL

Ein Kartoffelwickel bleibt lange warm und kann so effektiv die Schmerzen lindern. Für den Wickel kochst du drei mittelgroße Kartoffeln und zerkleinerst sie. Dann packst du sie, noch warm, aber nicht zu heiß, in ein sauberes Tuch, das du dir möglichst eng um den Hals legst. Dort bleibt der Wickel dann mindestens eine Stunde.

SALBEITEE ZUM GURGELN

2 Tl getrocknete Salbeiblätter mit 200 ml kochenden Wasser übergießen und den Tee zehn Minuten ziehen lassen. Anschließend abgießen. Mindestens zweimal pro Tag mit dem Tee gurgeln.

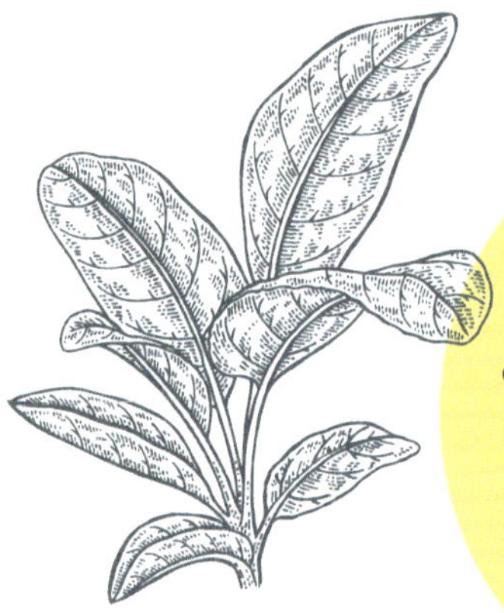

Der lateinische Name des Salbeis lautet übrigens Salvia officinalis und lässt seine heilende Wirkung schon ahnen, denn „Salvia" kommt von „salvus", was „gesund, weise" bedeutet. Salbei wurde bereits im Mittelalter zur Behandlung von Atemwegserkrankungen verwendet.

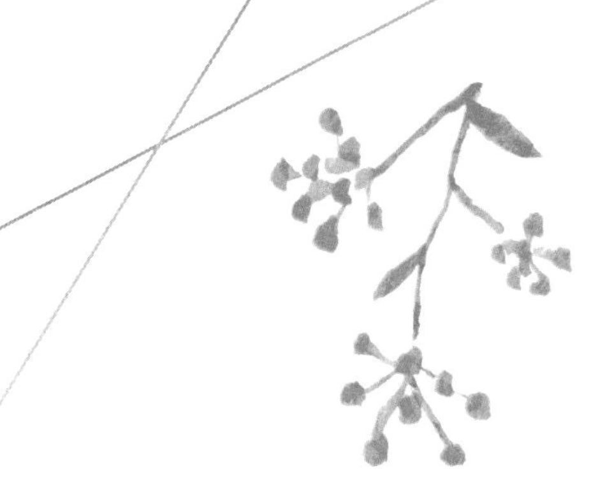

Mit Salz
gegen Schmerzen im Hals

Wenn es um Halsschmerzen geht, schwören viele Leute auf Salz.
Zum einen kann man mit Salzwasser gurgeln. Das Salz desinfiziert
den Rachenraum und sorgt gleichzeitig dafür, dass die Schleimhäute
wieder abschwellen. Und praktisch ist es auch. Du musst nämlich
nicht mehr tun, als einen Teelöffel Salz in einem Viertelliter
warmem Wasser aufzulösen und zu gurgeln –
am besten alle zwei Stunden.

Ebenfalls schnell gemacht ist ein Salzwickel: Einfach eine Handvoll
Salz in möglichst warmem Wasser auflösen, ein geeignetes Tuch
(Baumwollhalstuch oder Geschirrtuch) in der Flüssigkeit tränken und
anschließend gut auswringen. Dieses Tuch legst du dir um den Hals,
darüber kommt ein trockener Schal. Die Wärme lindert die Beschwerden
unmittelbar, die Feuchte verlängert die Hitzewirkung, und das Salz
wirkt zudem abschwellend, was die Schluckbeschwerden mindert.
Der Umschlag kann so lange am Hals bleiben, bis er merklich abkühlt.
Wenn es nicht unangenehm ist, auch über Nacht.

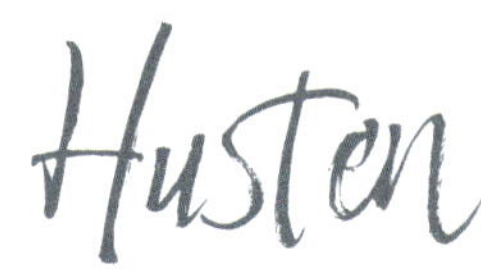

Husten

Husten ein wichtiger Schutzmechanismus des Körpers, denn er befördert Reizstoffe, Entzündungssekrete oder Fremdkörper gewissermaßen zum Fenster hinaus. Dennoch kann er manchmal ganz schön störend sein, etwa wenn man schlafen möchte oder viel reden muss. Zur Linderung des Hustenreizes und für ein leichteres Abhusten gibt es allerlei wirkungsvolle Hausmittel.

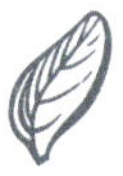

THYMIANTEE

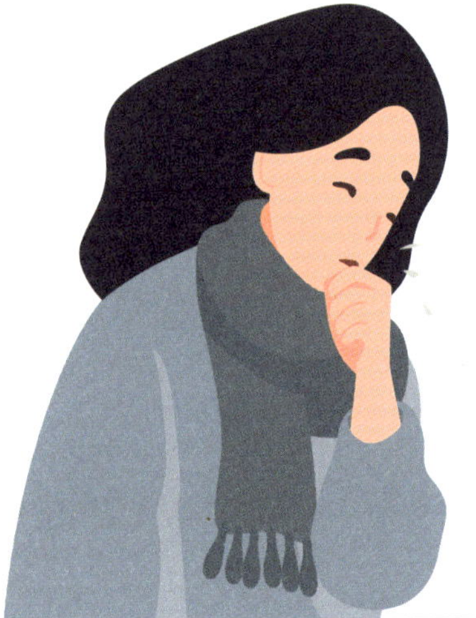

Das ätherische Öl im Thymiankraut entspannt die Bronchialmuskulatur, fördert die Schleimlösung in den Atemwegen und bekämpft Entzündungen.

Für einen Tee mit dem heilenden Kraut übergießt du einen Teelöffel Thymianblättchen mit etwa 150 ml siedendem Wasser. Den Aufguss lässt du abgedeckt fünf Minuten ziehen und gießt ihn dann durch ein Sieb in eine Tasse ab. Trinke so eine Tasse Tee möglichst heiß mehrmals am Tag.

ZWIEBELSIRUP

Alt bewährt und immer zur Hand – die gute alte Zwiebel. Darin stecken Inhaltsstoffe, die antientzündlich wirken, die Bronchien beruhigen und so den Hustenreiz lindern.

Für diesen Sirup erhitzt du 100 g fein gehackte Zwiebel mit 100 g Kandiszucker in einem Topf, bis sich der Zucker gelöst hat. Anschließend füllst du den Saft durch ein Sieb in eine Flasche oder ein verschließbares Glas ab. Dreimal am Tag nimmst du dann einen Esslöffel Sirup gegen deinen Husten ein.

Noch kräftiger wirkt dieser Sirup, der die antibakterielle Wirkung
von Honig, Zwiebeln und Meerrettich kombiniert.

Verrühre in einem Topf 1 Esslöffel frisch geriebenen Meerrettich,
eine fein gehackte Zwiebel, 5 Teelöffel Honig und 5 Esslöffel Wasser
und bringe alles kurz zum Sieden. Dann abkühlen lassen und
täglich fünfmal einen Teelöffel nehmen.

ZUTATEN

20 g frischer Ingwer

10 g frischer Salbei

5 g getrockneter Spitzwegerich

5 g getrockneter Thymian

5 g Fenchelsaat

4 El Zitronensaft

150 g brauner Kandiszucker

Für 1 Flasche (ca. 400 ml)

1. Den Ingwer schälen, in kleine Stücke schneiden und in einen
leistungsstarken Mixer oder Blitzhacker geben. Den Salbei abspülen,
trocken tupfen, die Blättchen von den Stielen zupfen und zum Ingwer
geben. Spitzwegerich, Thymian und Fenchelsaat hinzufügen und alles
fein zerkleinern.

2. Die Kräutermischung in einem Topf umfüllen. 500 ml Wasser hinzufügen und zugedeckt 12 Minuten köcheln lassen. Anschließend den
Sud bei geschlossenem Deckel abkühlen lassen.

3. Den Sud durch ein mit Küchenkrepp ausgelegtes Sieb in ein anderes Gefäß abgießen. Den Topf ausspülen und den Sud wieder zurück
in den Topf geben. Zitronensaft und Kandis hinzufügen, unter Rühren
aufkochen und offen 15 Minuten einkochen lassen. Den Hustensaft
noch heiß mithilfe eines Trichters in eine sterile, verschließbare Flasche abfüllen.

4. Von diesem Hustensaft nimmst du täglich einen Esslöffel gegen
deine Beschwerden ein. Der Hustensaft hält sich im Kühlschrank gut
verschlossen etwa 4 Wochen.

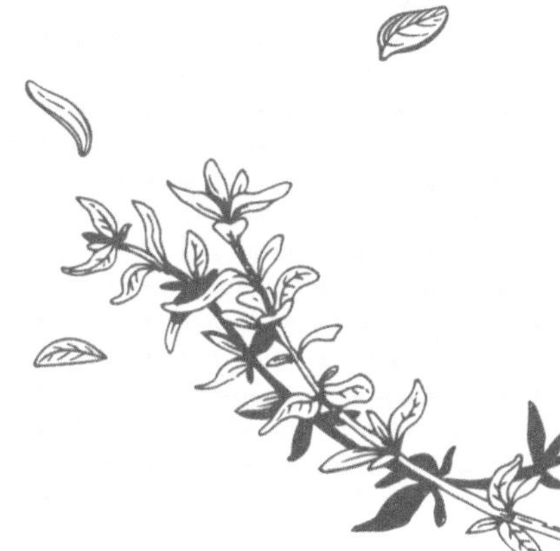

Fieber

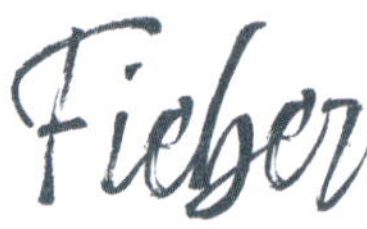

Eigentlich ist Fieber ja eine gute Sache. Es handelt sich um eine Art Kampfansage gegen Bakterien, Viren und Parasiten: Der Körper wehrt sich, indem er seine Kerntemperatur erhöht. Länger andauerndes Fieber erschöpft den Körper aber auch und kann gefährlich werden. Kontaktiere daher immer deinen Hausarzt, wenn sich dein Fieber nach einem Tag nicht absenkt.

WADENWICKEL

Mit dem kneippschen Wadenwickel kannst du hohes Fieber im Allgemeinen zuverlässig absenken. Tränke dafür zwei Baumwolltücher mit kaltem Wasser, wringe sie aus und lege sie glatt und fest, aber nicht zu stramm, um die Wade. Das Fußgelenk bleibt dabei frei. Dann wickele noch je ein trockenes Handtuch um die Wade und decke deine Beine (auch die Füße) zu. Etwa alle 10 Minuten solltest du die Wadenwickel erneuern. Warte aber, bis deine Waden wieder warm sind, bevor du den neuen Wickel anlegst. Zwei- bis dreimal innerhalb von 30 Minuten und höchstens zweimal am Tag, solltest du die Wickel anwenden und dich danach ausruhen.

ESSIGWICKEL

Die Säure im Essig fördert die Wärmeabgabe über die Haut zusätzlich. So kannst du dein Fieber noch schneller in den Griff bekommen. Mische für einen Essigwickel einen Teil Essig mit fünf Teilen Wasser und lege den Wadenwickel wie oben beschrieben an.

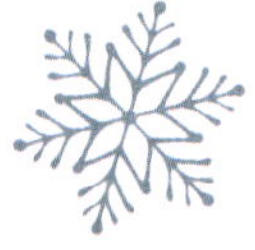

HAGEBUTTENTEE

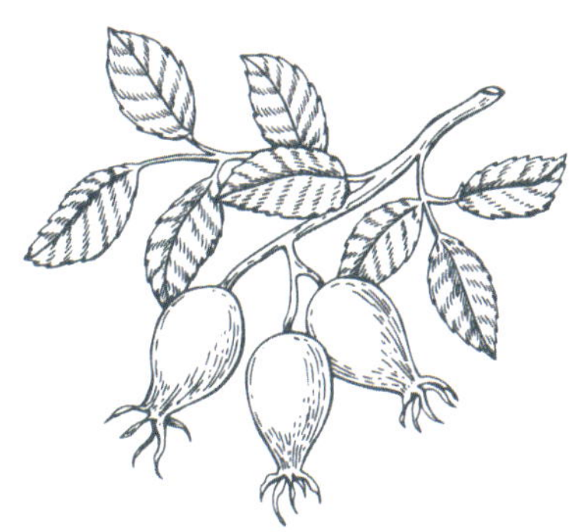

Tee aus Hagebutten gilt als fiebersenkend und durch
den fruchtigen Geschmack ist er auch noch ein guter
Durstlöscher. Gieße zwei gehäufte Teelöffel getrocknete
Hagebutten mit 250 ml Wasser in einem Topf auf.
Koche den Tee auf und lass ihn 6–8 Minuten köcheln.
Dann kannst du ihn abseihen und möglichst heiß trinken.

LINDENBLÜTENTEE

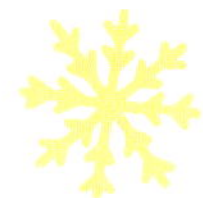

Auch Lindenblüten wirken fiebersenkend und gleichzeitig beruhigend.
Übergieße für einen Tee einen Teelöffel getrocknete Blüten mit 200 ml
kochendem Wasser und lasse die Flüssigkeit abgedeckt 5–7 Minuten ziehen.
Anschließend abseihen und nach Geschmack noch mit etwas Honig süßen.
Du kannst täglich mehrere Tassen davon lauwarm trinken.

HOLUNDERBLÜTENTEE

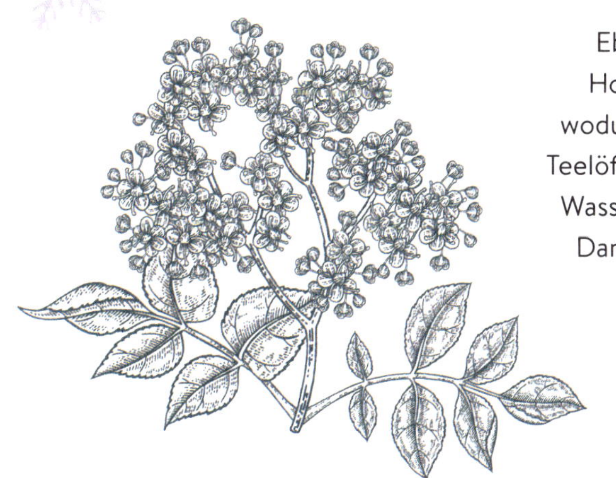

Ebenfalls zu den Klassikern bei Fieber gehört
Holunderblütentee. Er wirkt schweißtreibend,
wodurch dein Fieber gesenkt wird. Übergieße zwei
Teelöffel getrocknete Blüten mit 200 ml kochendem
Wasser und lasse sie 10 Minuten abgedeckt ziehen.
Dann kannst du den Tee abseihen und möglichst
heiß in kleinen Schlucken trinken.

Ohrenschmerzen

Ohrenschmerzen können richtig fies sein. Der stechende Schmerz geht einem durch Mark und Bein. Wenn du zu Ohrenschmerzen während deiner Erkältungen neigst, kannst du dir mit diesen einfachen Hausmitteln schnelle Linderung verschaffen.

ZWIEBELSÄCKCHEN

1. Eine große, oder 2 kleine Zwiebeln fein würfeln und in ein Baumwolltaschentuch einschlagen. Alternativ kannst du auch eine Baumwollsocke nehmen. Das Päckchen im Wasserbad erhitzen. **Achtung:** Es sollte möglichst nicht mit Wasser in Berührung kommen. Ist das Päckchen etwas wärmer als Körpertemperatur, vorsichtig ausdrücken, sodass der wertvolle Saft aus den Zwiebeln austritt und das Tuch/die Socke benetzt. Das Päckchen dann auf das schmerzende Ohr legen und mit einem Stirnband oder einer Mütze fixieren. Das Päckchen sollte etwa 20 Minuten auf dem Ohr bleiben. Du kannst mehrmals täglich eine solche Zwiebelkompresse auflegen.

2. Wenn es schnell gehen soll, kannst du auch einfach den Saft aus einer Zwiebel pressen, ein geeignetes Pad damit tränken und dieses 20 Minuten auf das Ohr legen.

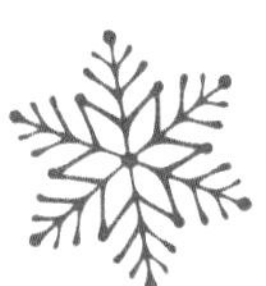

Der Klassiker unter den Hausmitteln gegen Ohrenschmerzen – ein Zwiebelsäckchen wirkt nicht nur antibakteriell und entzündungshemmend, sondern durch die Wärme auch beruhigend und schmerzstillend.

SCHNELLE KAMILLENKOMPRESSE

Ebenfalls rasche Hilfe bei Ohrenschmerzen leistet ein abgetropfter und abgekühlter Kamillenteebeutel, den du als Kompresse auf das schmerzende Ohr legst.

Wunde Nase

Eine Erkältung mit Schnupfen führt durch das ständige Naseputzen fast unausweichlich zu einer roten Nase. Die Haut an den Nasenflügeln und der Oberfläche sind rau und schmerzen bei der kleinsten Berührung. Furchtbar! Aber du kannst dir mit einfachen Hausmitteln behelfen.

DAMPFBAD MIT KRÄUTERN

Ein Dampfbad mit getrockneten Kamillenblüten, Thymian oder Salbei hat gleich einen doppelten Effekt: Die entzündungshemmenden Wirkstoffe der Kräuter lindern den Schnupfen und fördern die Heilung der wunden Haut.

Gib das Kraut in einen Liter heißes Wasser und lasse es abgedeckt einige Minuten ziehen. Beuge dann den Kopf darüber und lege ein großes Handtuch so über Kopf und Schüssel, dass der Dampf nicht entweichen kann. Dein Gesicht solltest du dabei mit etwa zwei Handbreit Abstand über das Wasser halten. Jetzt 10 Minuten lang mit tiefen Atemzügen inhalieren.

KAMILLENTEE-KOMPRESSE

Auch eine Auflage mit Kamillentee heilt die wunde Nasenhaut. Übergieße dafür eine Handvoll getrocknete Kamillenblüten mit kochendem Wasser und lasse sie abgedeckt 15 Minuten ziehen. Anschließend abseihen und etwas abkühlen lassen.

Dann tränkst du ein Tuch im Tee, wringst es aus und deckst mit der Kompresse die entzündeten Hautstellen ab. Am besten legst du dich 10–15 Minuten auf die Couch und lässt die Kompresse einwirken.

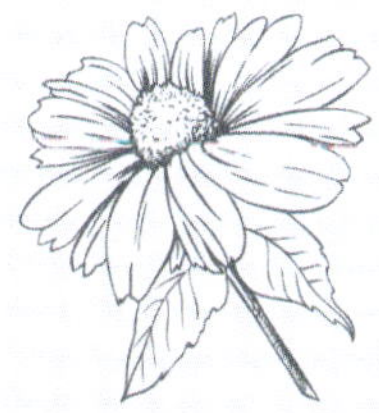

Kopfschmerzen

Kopfschmerzen sind eine Begleiterscheinung vieler Infekte, die uns gerne durch den Winter begleiten. Sind die Schmerzen nicht allzu schwer, kannst du sie häufig erfolgreich mit Hausmitteln bekämpfen. Häufig ist eine Ursache für den Kopfschmerz die fehlende Flüssigkeitszufuhr. Achte also auf jeden Fall darauf, ausreichend zu trinken.

INGWER-ROSMARIN-TEE

In Norwegen schwört man bei Kopfschmerzen auf die Wirkung von Ingwer, ergänzt mit dem durchblutungsfördernden Rosmarin. Geschmacklich ist die Kombi auf jeden Fall eine Wucht.

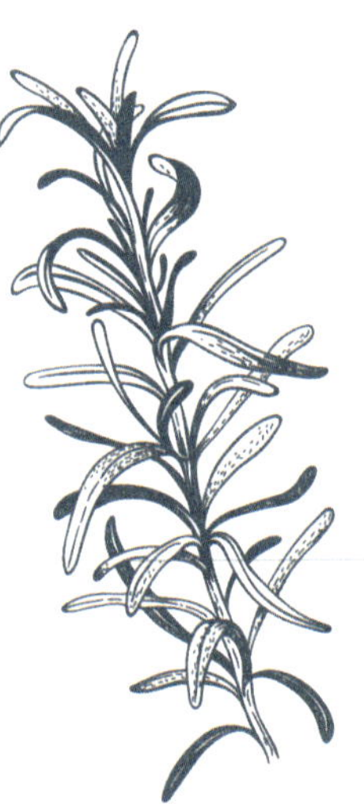

Für den Tee mischst du einen Teelöffel geriebenen Ingwer mit 200 ml Wasser in einem Topf. Alles einmal aufkochen lassen, einen Teelöffel gehackten frischen Rosmarin hinzufügen, nochmals aufkochen, vom Herd nehmen und abgedeckt 5 Minuten ziehen lassen, anschließend abseihen. Mit einem Teelöffel Honig verfeinert, trinkst du den Tee dann in kleinen Schlucken.

WARME KOMPRESSE

Noch einfacher kannst du den Kopfschmerz mit einer warmen Kompresse vertreiben. Die Wärme entspannt, wirkt wohltuend und du kannst die Kompresse so oft du willst anwenden.

Tränke dafür einen Waschlappen mit sehr warmem Wasser, wringe ihn aus und lege ihn dir für 10 Minuten auf Stirn oder Nacken. Oder du lässt beim Duschen am Schluss nochmal heißes Wasser auf den Nacken laufen. Wenn du ein Kirschkernkissen zur Hand hast, kannst du auch das angewärmt im Nacken platzieren.

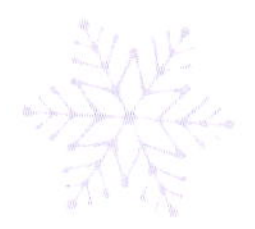

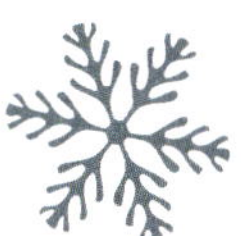

Bekannt für seine schmerzlindernde Wirkung ist Pfefferminzöl.
Es unterdrückt die Weiterleitung von Schmerzsignalen an das zentrale
Nervensystem. Bereits nach 15 Minuten kann es dir helfen, die
Kopfschmerzen los zu werden.

Mische einige Tropfen ätherisches Öl mit Sonnenblumenöl,
sodass der Anteil des Pfefferminzöls zehn Prozent nicht übersteigt.
Trage das Ölgemisch dann auf Stirn, Schläfen oder Nacken auf
und massiere es sanft ein.

Schon die alten Römer haben ihre Kopfschmerzen mit Vanille vertrieben.
Wenn das mal keine leckere Wellness ist? Aber mal im Ernst, Vanille hat
eine positive Wirkung auf das Nervensystem, sie wirkt ausgleichend und
belebend zugleich. Dem Inhaltsstoff Euganol wird die schmerzlindernde
Wirkung des Gewürzes zugeschrieben.

Für die duftende Schmerzlinderung kratzt du das Mark aus einer
Vanilleschote und löst es in 250 ml Wasser auf. Dann trinkst du
die Mischung in kleinen Schlucken.

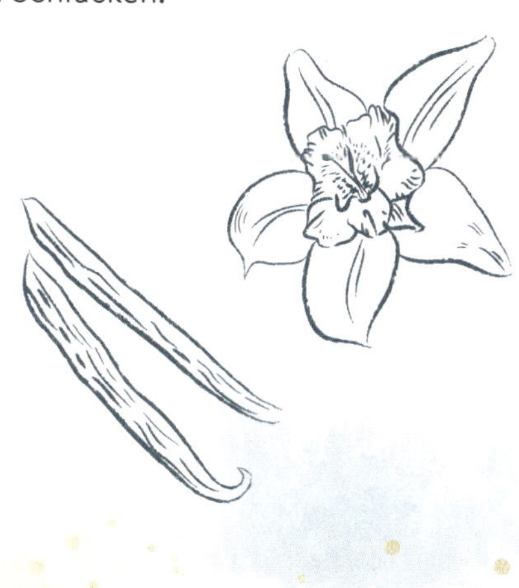

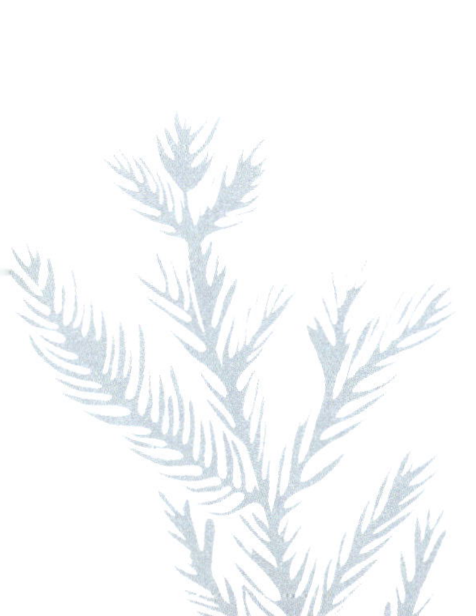

Durchfall

*Meistens fängt es mit Magendrücken, Bauchgrummeln und Darmkrämpfen an
und endet mit einem Sprint zum Klo. In der Erkältungszeit ist es oft ein fieser kleiner Virus,
der den Durchfall auslöst. Gott sei Dank ist es meistens so schnell vorbei, wie es gekommen ist.
In der akuten Phase ist es wichtig, den Darm und die Darmflora zu unterstützen.
Diese Hausmittel können dir dabei helfen.*

HAUSGEMACHTE REHYDRATATIONSLÖSUNG

Wer Durchfall hat, verliert übermäßig viel Wasser. Diese Rehydratationslösung
hilft dir, den Flüssigkeitsverlust wieder wettzumachen und den Körper mit
Elektrolyten zu versorgen.

Mische jeweils 500 ml Wasser und Orangensaft mit 3/4 Teelöffel Salz und
8 gestrichenen Teelöffeln Zucker gründlich, bis Salz und Zucker sich aufgelöst
haben. Dann kannst du die Flüssigkeit in kleinen Schlucken trinken.

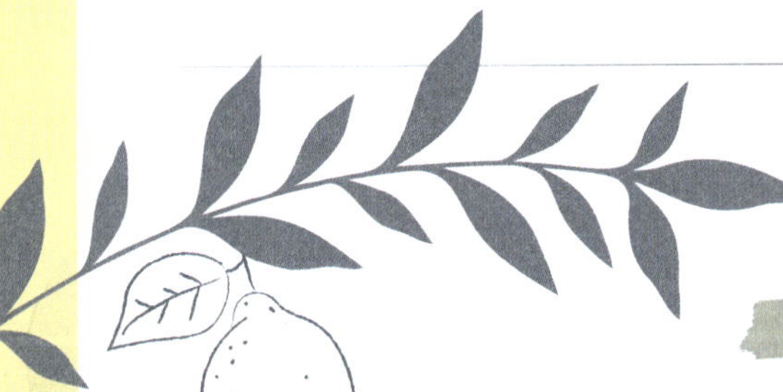

WUNDERMITTEL ZITRONE

In Zitronen sind natürliche Wirkstoffe gegen Übelkeit
enthalten, und mit ihren neutralisierenden Säuren können
sie Brechreiz unterdrücken und die Verdauung unterstützen. Probiere mal, bei akuter Übelkeit ein Stückchen
Zitrone zu kauen. Das hilft wirklich. Wenn dir das definitiv
zu sauer ist, presse eine Zitrone aus und rühre ein wenig
Wasser unter den Saft. Diese Mischung trinkst du dann
in kleinen Schlucken.

Ingwer kann, wen wundert's, auch gegen Durchfall helfen. Am besten kocht man sich einen Tee aus der scharfen Wurzel. Dazu ein Stückchen Ingwer schälen und in Scheiben schneiden, mit heißem Wasser aufkochen und rund eine Viertelstunde ziehen lassen. Das Gute an dem Tee ist, dass er außerdem den Flüssigkeitshaushalt reguliert. Wenn dir der Ingwer pur zu scharf ist, kannst du noch etwas Zitrone oder Pfefferminze zugeben, um für ein angenehmeres Aroma zu sorgen.

Achtung: Schwangere sollten Ingwer nicht als Hausmittel verwenden, da er, in zu großen Mengen genossen, Wehen auslösen kann.

Benannt nach Prof. Ernst Moro, der vor über 100 Jahren Chefarzt an der Heidelberger Kinderklinik war und diese Suppe damals erfolgreich bei Durchfallerkrankungen seiner kleinen Patienten einsetzte, feiert sie heute als natürliches Heilmittel ein Comeback. Das Geheimnis der Suppe sind die Oligosaccharide (Zuckermoleküle), die erst beim Kochen der Möhren entstehen.

Schneide 500 g geschälte Karotten in kleine Würfel. Anschließend kochst du die Möhren in 1 Liter Wasser 1 Stunde lang. Die lange Kochzeit ist wichtig, um später auch die gewünschte Wirkung zu erzielen.

Die Möhrensuppe pürieren, bevor du sie mit Wasser wieder auf 1 Liter auffüllst. Dann mit dem Salz würzen.

Die Suppe ist am effektivsten, wenn du dich genau an das Rezept hältst. Eine Verfeinerung mit Sahne und ähnlichem ist keine gute Idee.

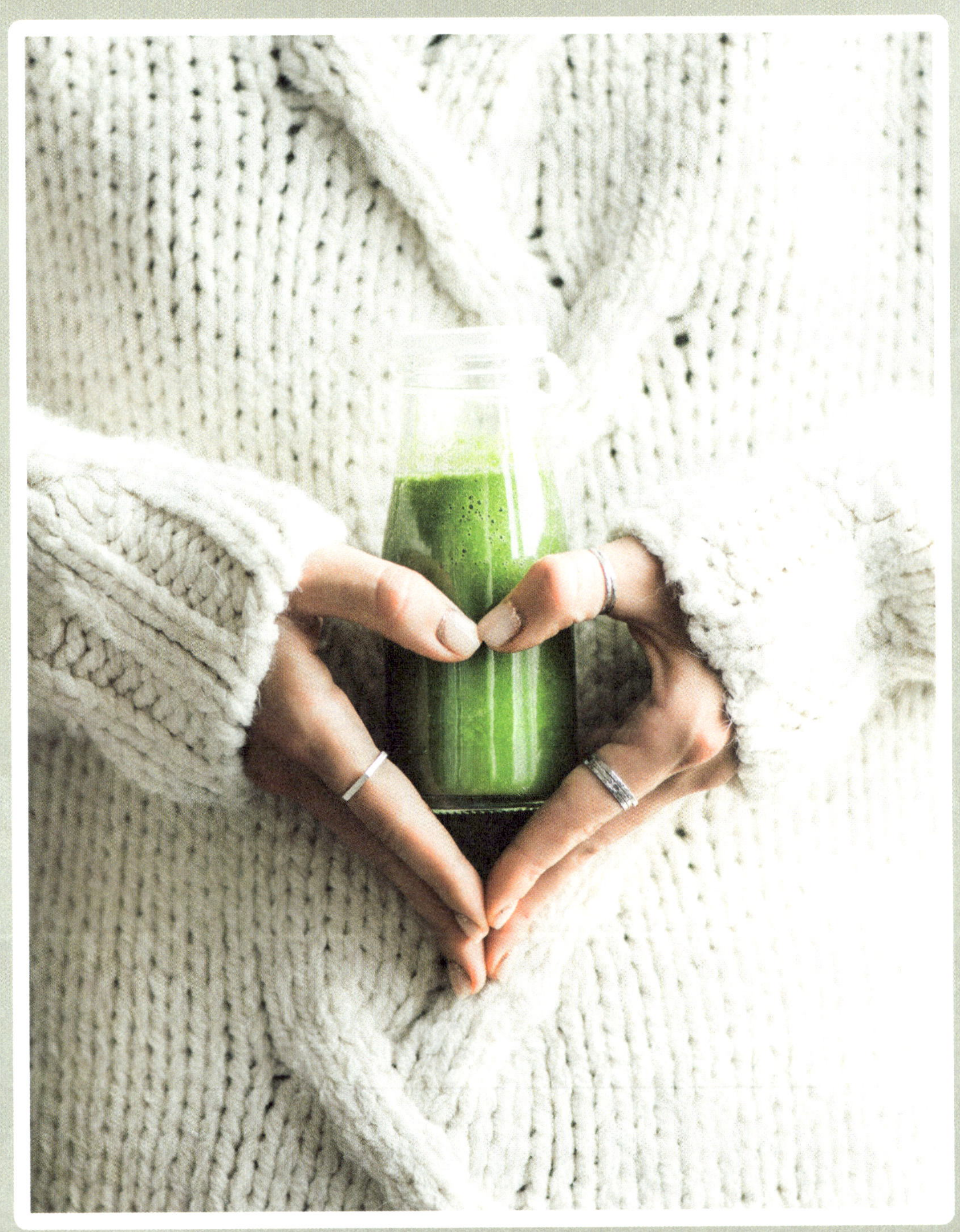

Gesunde Power-Ernährung

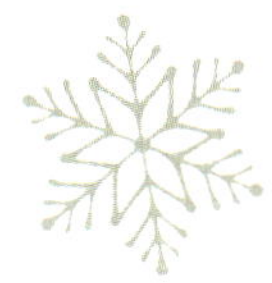

Booste dein Immunsystem mit farbenfrohem, vitaminreichem Essen, vielen Proteinen und probiotischer Ernährung! Hier erfährst du welche Lebensmittel dich gesund durch den Winter bringen und auf was es zu achten gilt. Dazu findest du 20 Rezepte für Shots, Smoothies und ballast-stoffreiche Snacks.

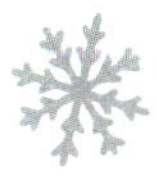

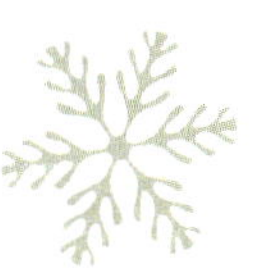

Bunt ist gesund

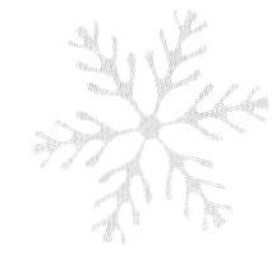

Unser Immunsystem ist ein ziemlich komplexes Wunderwerk, dessen verschiedene Mechanismen perfekt Hand in Hand arbeiten, damit wir gesund bleiben. Durch eine ausgewogene Ernährung kannst du ihm bei dieser anspruchsvollen Aufgabe helfen. Ein guter Leitfaden dabei ist, je bunter desto besser. Denn in farbenfrohem Obst und Gemüse stecken viele wertvolle sekundäre Pflanzenstoffe, die unsere Gesundheit unterstützen. Sie sorgen außerdem dafür, dass Brokkoli grün, Kirschen rot und Möhren orange sind und verleihen Pflanzen und Früchten ihren Duft und Geschmack. Für eine sinnvolle Versorgung musst du dich gar nicht im Detail mit den rund 100.000 Stoffen auskennen. Wenn du einfach nur so farbenfroh wie möglich isst und das natürlich am besten saisonal und regional, kannst du davon ausgehen, bestens mit allem Guten versorgt zu sein, was die sekundären Pflanzenstoffe so zu bieten haben. Hier findest du ein paar Beispiele:

Der Pflanzenstoff Lycopin gehört zu den Carotinoiden und färbt Erdbeeren und Radieschen, Kirschen, rote Johannisbeeren, Wassermelonen, Tomaten, Himbeeren und Paprika rot. Er schützt unsere Zellen, ist gesund für die Augen und bietet einen natürlichen Sonnenschutz.

In weißem Gemüse wie Spargel, Kohlrabi, Weißkraut, Zwiebeln, Fenchel, Blumenkohl, Lauch und Pastinaken ist unter anderem Quercetin enthalten. Er soll den Blutdruck senken und Herz-Kreislauf-Erkrankungen vorbeugen.

Blaues, violettes oder schwarzes Obst und Gemüse – z. B. Lollo rosso, Rotkohl, Heidelbeeren, schwarze Johannisbeeren, Auberginen, Pflaumen, rote Trauben und rote Bete – verdankt seine Färbung den Anthocyanen. Diese schützen vor Hautalterung, tun den Augen gut und gelten als entzündungshemmend und gefäßschützend.

Ist das Grün von Gemüsen und Früchten wie Spinat, grünem Spargel, Salat, Erbsen, Zucchini, Brokkoli, Äpfeln und Trauben sowie Kohl besonders satt, sind sie besonders reich an Inhaltsstoffen. Ihre Farbe verdanken sie dem Chlorophyll, das eine wichtige Rolle beim Zellaufbau spielt, die Wundheilung unterstützt und die Augen schützt. Außerdem ist grünes Gemüse reich an Vitamin C, Eisen, Magnesium und Folsäure, und der hohe Anteil an Senfölen, sogenannten Glukosinolaten, macht Kohlgemüse und Brokkoli dank der antimikrobiellen und keimhemmenden Wirkung zu einem guten Verbündeten für unser Immunsystem.

Gelb und Orange in Karotten, gelben Zucchini und Paprika, Kürbis und Kartoffeln und in Zitrusfrüchten, Birnen und Pfirsichen stammt von Carotinoiden, die das Immunsystem anregen und der Hautalterung vorbeugen. Übrigens, die weißen Zwischenhäutchen der Zitrusfrüchte solltest du lieber essen als abzuzupfen, denn sie sind extrem nähr- und ballaststoffreich.

Vitamin-Booster

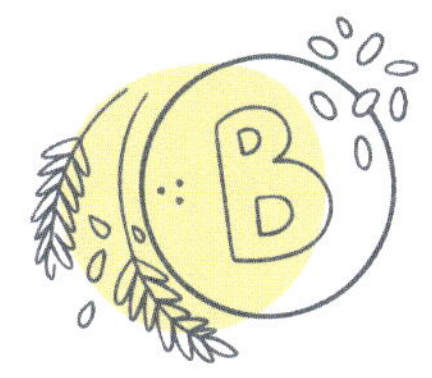

*Vitamine sind an einer Vielzahl von Stoffwechselvorgängen in unserem Körper beteiligt.
Leider kann unser Körper sie aber nicht oder nicht ausreichend selbst bilden. Daher ist es wichtig
durch eine ausgewogene Ernährung für den richtigen Vitamin-Booster zu sorgen.*

Die wichtigsten Vitaminlieferanten – und damit ein Festmahl fürs Immunsystem – sind Obst und Gemüse, und je kürzer der Weg von Feld, Strauch oder Baum in deinem Magen ist, desto mehr Vitamine sind drin. Aber auch tierische Lebensmittel sind eine gute Quelle. Hier kannst du die wichtigsten Vitamin-Lieferanten nachlesen:

Vitamin A: Die Vitamin-A-Klasse steckt in tierischen Produkten wie Milch, Eiern und Leber, aber auch in Aprikosen, Spinat und Grünkohl. Vitamin A ist gut für die Haut und bringt dazu auch noch unsere Abwehrkräfte auf Trab. Außerdem gehört es wie die Vitamine E und C zu den Antioxidantien, die unter anderem für ein vermindertes Krankheitsrisiko sorgen.

Vitamin C: Gewissermaßen der Klassiker unter den Vitaminen. Allerdings hat die Forschung inzwischen herausgefunden, dass es nicht vorbeugend gegen fiese Erkältungen wirkt. Aber: Ist die Erkältung einmal da, kann Vitamin C die Beschwerden etwas lindern. Reich an Vitamin C sind zum Beispiel Zitrusfrüchte, Kiwis, Brokkoli, Kohl und rote Paprika.

Vitamin E: Bei einem Vitamin-E-Mangel funktionieren viele Immunzellen nicht richtig. Das will ja keiner. Um deinen Tagesbedarf von 12 Milligramm zu decken, solltest du regelmäßig ein paar Nüsschen knabbern und deine Salatsoße mit Sonnenblumenöl – am besten in Bioqualität – anrühren.

Vitamin D: Dieses Vitamin ist ein wichtiger Verbündeter in der Vorbeugung von Erkältungskrankheiten und aktiviert die Abwehrkräfte. Du kannst es in Form von Fisch, Pilzen und Avocados zu dir nehmen. Doch das Tolle ist, dass der Körper es auch selbst herstellen kann: Es wird vor allem in der Haut gebildet. Dazu muss sie allerdings eine gute Portion Sonnenlicht abbekommen, was in der kalten Jahreszeit nicht ganz so einfach ist. Darum solltest du auf jeden Fall versuchen, deinen Vitamin-D-Speicher im Sommer tüchtig aufzufüllen.

Vitamin B6: Vitamin B6 spielt eine wichtige Rolle bei der Antikörperproduktion und wirkt regulierend auf das Immunsystem – damit ist es genau der Partner, den man in der kalten Jahreszeit braucht. Vitamin B6 steckt in pflanzlichen Lebensmitteln wie Hafer, Reis, Hirse und Bananen, aber auch in Fisch.

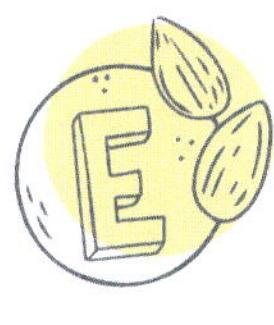
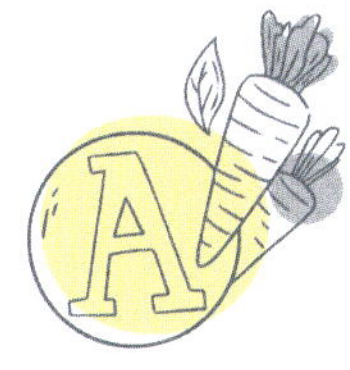

Ingwer, Kurkuma & Co.

Schon lange ist bekannt, dass verschiedene Gewürze gesundheitsfördernde
Wirkung haben. Allen voran Ingwer, Kurkuma und Cayennepfeffer.
Der absolute Star unter den Gewürzen ist Ingwer. Die tropische Knolle mit
ihrem unverwechselbaren Geschmack wirkt mit ihren ätherischen Ölen
und Scharfstoffen gegen zahlreiche Beschwerden. Sie ist entzündungs-
hemmend, schmerzlindernd, wirkt gegen Übelkeit und bei Erkältungen.
Dabei kann man den Allrounder pur, als Tee, Pulver oder Sirup einnehmen.
Besonders beliebt sind daher in der Erkältungszeit Ingwer-Shots.
Einige Rezepte dazu findest du auf den Folgeseiten.

Ähnliche Wirkung hat auch Kurkuma. Diese Knolle zählt auch zu den
Ingwergewächsen, ist dabei aber weniger scharf und deutlich farbintensiver
als Ingwer. In gut sortierten Gemüseabteilungen bekommt man auch frische
Knollen, deutlich bekannter ist jedoch das goldgelbe Gewürzpulver.
Besonders das Trendgetränk „Golden Milk" aus der ayurvedischen Medizin
hat Kurkuma als Gesundheitsbooster bekannt gemacht.

Cayennepfeffer enthält Capsaicin und wirkt dadurch nicht nur
entzündungshemmend und durchblutungsfördernd, sondern auch gut
auf die Verdauung. Die desinfizierende Wirkung von Capsaicin als
natürliches Antibiotikum im Magen und Darm wird v. a. in tropischen
Regionen geschätzt. Wenn du scharfes Essen magst, ist das sicher auch
für dich in der Erkältungszeit ein guter Tipp zur Vorbeugung. Noch dazu,
weil Chili con carne, Penne all'arabiata und scharfe Currys dann auch
noch von innen die winterliche Kälte vertreiben.

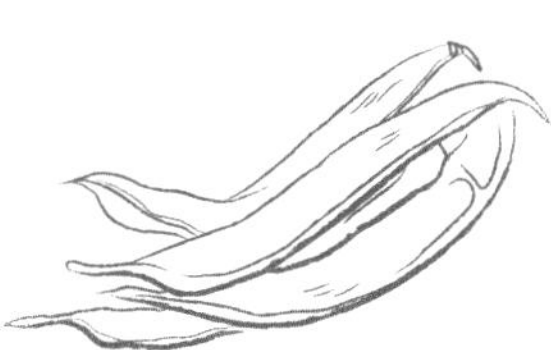

Proteine vor!

Klar, Vitamine und sekundäre Pflanzenstoffe sind wichtig,
aber allein damit ist das Immunsystem nicht ausreichend versorgt.
Neben den Vital- und Mineralstoffen aus Obst und Gemüse braucht
das Immunsystem dringend Eiweiße, also Proteine, um Abwehrstoffe zu
produzieren, bei einem grippalen Infekt sogar 30–40% mehr.
Mmh, lecker, Fleisch, denkst du vielleicht jetzt, und liegst damit nicht
falsch, denn mageres Fleisch ist durchaus ein guter Eiweißlieferant.
Aber es gibt auch proteinreiche Lebensmittel, die die Umwelt
deutlich weniger belasten.

Zum Beispiel Hülsenfrüchte. In der Erkältungszeit sollte daher
regelmäßig ein Eintopf mit Linsen, Bohnen und Co. auf dem Menü
stehen. Unser Tipp: In der orientalischen Küche gibt es ein paar
Varianten, denen so gar nichts vom leicht dumpfen Geschmack des
altfränkischen Linseneinerlei anhaftet. Und Hummus mit Grillgemüse
gehört inzwischen längst zum Comfortfood-Repertoire in vielen
Familien. Außerdem ist Tofu eine leckere Alternative zu Fleisch und
Fisch. Gerade, aber nicht nur, in asiatisch angehauchten Speisen
schmeckt er richtig gut. Wenn du es lieber etwas einfacher magst,
sollten Haferflocken ganz oben auf deinem Speiseplan stehen.
Zwischen 14–15 g Eiweiß auf 100 g Haferflocken bringt das heimische
Süßgras zusammen mit zahlreichen Vitaminen und Mineralstoffen mit.
Kombiniert mit frischen Früchten in einem Müsli oder Porridge
liefern die tollen Flocken somit einen optimalen Start in den Tag.

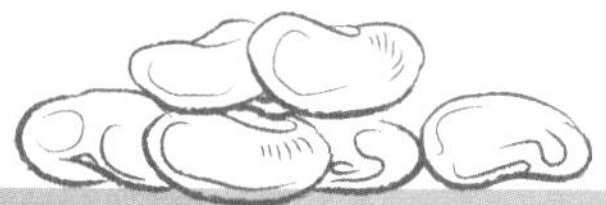

Esst mehr Nüsse!

Nüsse sind nicht nur lecker, sondern versorgen uns auch noch mit wichtigen Nährstoffen, Energie und gesunden Fetten, die ein elementarer Baustoff für das Gehirn sind. Reichlich Proteine stecken außerdem drin, und die sind ja, wie schon erwähnt, ganz wichtig für das Immunsystem. Trotzdem solltest du es mit den Nüsschen nicht übertreiben, denn sie enthalten jede Menge Energie, und die landet nicht nur im Gehirn, sondern auch auf den Hüften. Eine Handvoll ist nach Meinung von Experten das rechte Maß. Allerdings ist es schwer, das zu halten, wenn in der offenen Tüte die säuberlich geschälten Nüsse einladend und snackbereit darauf warten, verzehrt zu werden. Ein guter Tipp ist da, möglichst immer Nüsse mit Schale zu kaufen. Dann kommt es eher selten vor, dass man sich gedankenverloren bergeweise Nüsse einverleibt, denn vor dem Vergnügen wartet die Arbeit.

Und außerdem wichtig: Am besten keine gerösteten und gesalzenen Nüsse essen. Die haben nämlich kaum noch Gutes in sich.

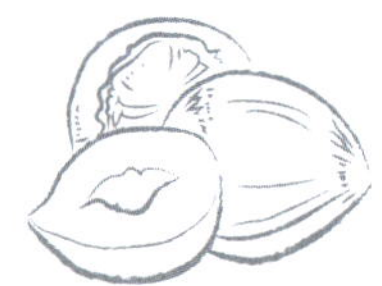

Ein gutes Bauchgefühl

In den letzten Jahren hat die Wissenschaft den Darm richtiggehend für sich entdeckt. Er gilt inzwischen als zweites Gehirn des Menschen. In Sachen Immunabwehr spielt er eine ziemlich tragende Rolle, denn ein Großteil aller Immunzellen befindet sich im Dünn- und Dickdarm, und sie machen rund 80 Prozent aller Abwehrreaktionen aus: Sie bekämpfen schädliche Mikroorganismen, die wir mit der Nahrung oder durch Tröpfcheninfektion aufnehmen und die nicht schon der Magensäure zum Opfer gefallen sind. Das ist ein guter Grund, den Darm durch gesunde Ernährung in Schuss zu halten.

Für eine gesunde Darmflora ist es wichtig, dass du ausreichend Ballaststoffe, auch als Präbiotika bezeichnet, isst. Ballaststoffe werden zwar vom Körper nicht verdaut, putzen den Darm aber so richtig durch. Sie finden sich in Getreide, Gemüse, Obst und Hülsenfrüchten. Beim Gemüse zeichnen sich vor allem die verschiedenen Kohlsorten und Kartoffeln durch ihren hohen Ballaststoffgehalt aus, und davon gibt es im Winter ja reichlich. Auch Bananen und Äpfel können sich in dieser Hinsicht sehen lassen, außerdem Trockenpflaumen sowie getrocknete Datteln und Feigen. Über Feldsalat und Leinsamen freut sich die Darmflora auch. Wenn du ein bisschen im Internet stöberst, findest du dort jede Menge ballaststoffreiche Winterrezepte.

Die Vorteile
probiotischer Ernährung

Neben den Ballaststoffen können auch probiotische Lebensmittel eine positive Darmflora unterstützen. Viele Produkte werden heute mit den Vorteilen der Probiotika beworben, aber was bedeutet das überhaupt? Probiotika sind besondere Bakterienkulturen, wie z. B. Milchsäurebakterien. Etwa 400 verschiedene dieser Kulturen sind bekannt. Unser Darm verfügt schon über eine Menge dieser Bakterien, dennoch müssen sie immer wieder frisch durch Nahrung aufgenommen werden, damit die Darmflora gesund bleibt. Probiotika helfen dann auch bei Verdauungsbeschwerden, Durchfall, allgemeiner Infektabwehr und sie bescheren dir sogar eine gute Psyche. Greife daher gerne zu ungesüßtem Naturjoghurt oder Kefir, Sauerkraut oder Käsesorten wie Mozzarella, Parmesan, Cheddar oder Gouda. Sehr gut ist auch eingelegtes Gemüse, dass nicht mit Essig haltbar gemacht wurde, sondern nur in Wasser, Salz und Zucker eingelegt ist. Nur so bilden sich lebendige Milchsäurebakterien durch natürliche Fermentierung. Leider sind pasteurisierte Lebensmittel nicht geeignet, um deine Probiotika aufzufrischen, denn durch die Hitzebehandlung sind die Kulturen abgestorben.

Ein besonderer Tipp aus der Hausapotheke ist Apfelessig. Naturbelassener Apfelessig ist langsam vergoren und hat viele Milchsäurebakterien. Du erkennst ihn an seiner trüben, bräunlichen Färbung und den Schwebstoffen, die noch enthalten sind, wenn du die Flasche gegen das Licht hältst. Morgens 2 Teelöffel Apfelessig in ein Glas lauwarmes Wasser gerührt, kurbeln deinen Stoffwechsel an und helfen gegen Magen- und Darmbeschwerden aller Art.

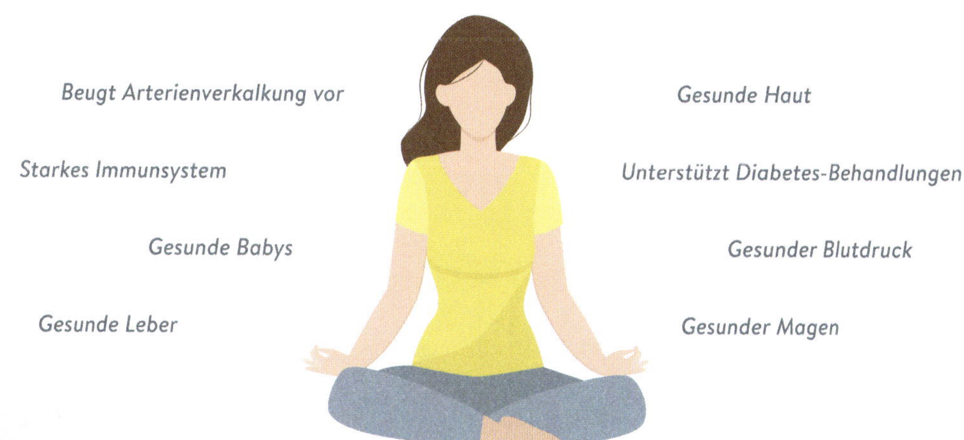

Trinken
nicht vergessen

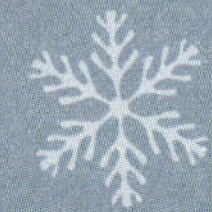

Das Immunsystem lebt nicht von fester Nahrung allein.
Reichlich trinken solltest du auch, denn mit der Flüssigkeit
werden die Nährstoffe dorthin befördert, wo sie benötigt
werden. Wusstest du, dass dein Körper über Schweiß, Atem-
luft, Harn und Stuhl täglich 2,5 Liter Flüssigkeit verliert?
Etwa 1 Liter Wasser liefert dir feste Nahrung – die restlichen
1,5 Liter musst du täglich trinken. Und wenn du Sport machst,
dann sind es durchaus mehr.

Der beste Durstlöscher ist Wasser. Ob aus dem Kran, als
Mineralwasser oder als zuckerfreier Kräuter- oder Früchtetee.
Auch gegen eine Tasse Kaffee oder schwarzer sowie grüner
Tee ist nichts einzuwenden. Und Wasser hält die Schleimhäute
feucht, und die bilden auf diese Art einen ersten Schutzfilm
gegen das Eindringen von Keimen. Gut befeuchten kann man
die Schleimhäute übrigens auch durch Gurgeln, z. B. mit
desinfizierendem Ingwertee – falls man ihn nicht lieber
trinken möchte.

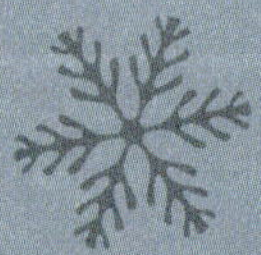
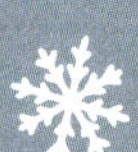

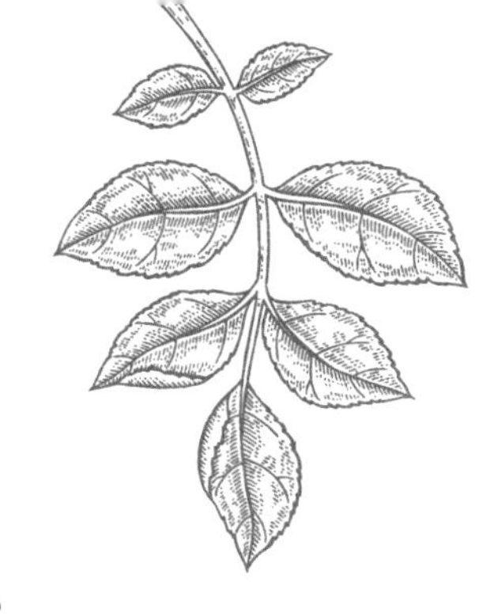

Immuntee
mit Anis und Süßholz

Wenn eine Erkältung im Anmarsch ist, kannst du davon täglich zwei oder drei Tassen trinken. Bereite dir am besten im frühen Herbst schon die Mischung vor und lagere sie trocken in einer Teedose. So bist du gut vorbereitet. Die Kräuter bekommst du in jeder Apotheke oder auch in gut sortierten Drogeriemärkten.

ZUTATEN

30 g Lindenblüten

40 g Holunderblüten

25 g Thymiankraut

5 g Anisfrüchte

5 g Süßholzwurzel

1 Tasse • Zubereitungszeit: 5 Minuten

Für eine Tasse Tee brühst du einen Teelöffel der Mischung mit kochendem Wasser auf. Lass den Tee mindestens 5 Minuten ziehen, dann abseihen. Am besten hilft er, wenn du ihn heiß trinkst. Zusätzlich kannst du auch noch einen Löffel Honig mit einrühren, um Hals und Rachen zu beruhigen.

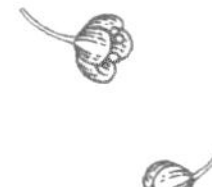

Achtung !!

Linden- und Holunderblüten wirken schweißtreibend. Das aktiviert zwar die Abwehrkräfte, ist aber bei der Arbeit nicht so angenehm. Darum trinkst du den Tee besser nur zu Hause. Thymian wirkt schleimlösend und antibakteriell, Anis und Süßholz sorgen für ein mildes Aroma.

Kurkuma-Ingwer-Tee
mit Chili

ZUTATEN

1 Stück Kurkuma (ca. 1 cm)

1 Stück Ingwer (ca. 1 cm)

1 Zitrone

1 Msp. Chilipulver

2 Tl Honig

2 Tassen • Zubereitungszeit: 10 Minuten

1. Kurkuma und Ingwer schälen und in feine Scheiben schneiden. Die Zitrone auspressen.

2. Kurkuma und Ingwer in ein Kännchen geben und mit 700 ml kochendem Wasser aufgießen. 5 Minuten ziehen lassen, dann Zitronensaft, Chili und Honig zugeben. Umrühren und weitere 5–10 Minuten ziehen lassen. Heiß servieren.

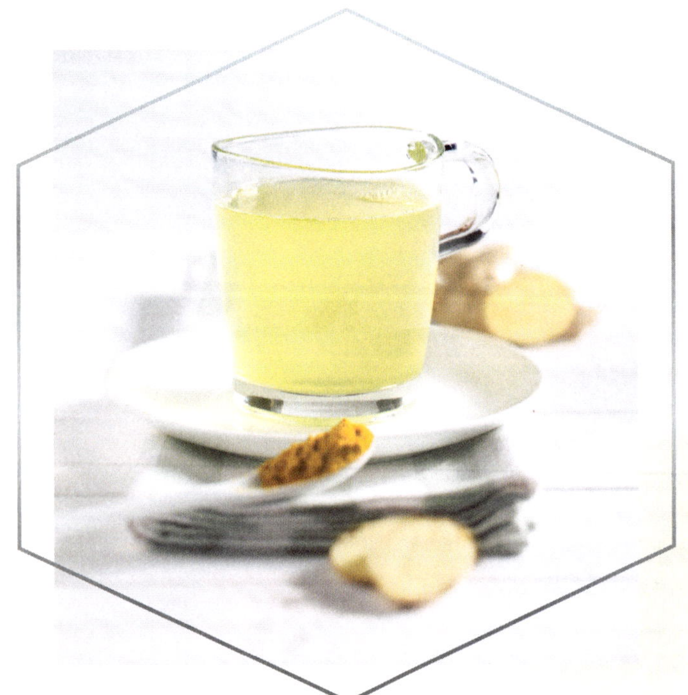

Detox-Effekt

Ingwer wirkt entzündungshemmend und fördert die Durchblutung.

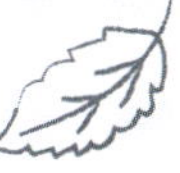

Ingwer-Shot
mit Apfel und Orange

Der Ingwer-Shot hält sich im Kühlschrank 5 Tage. Trinkt man morgens ein Schnapsglas vom Ingwer-Shot, treibt das den Stoffwechsel enorm an und macht wacher als eine Tasse Kaffee. Täglich kannst du bis zu 3 Schnapsgläschen von diesem Ingwer-Shot trinken.

ZUTATEN

80 g frischer Ingwer

1 großer Apfel (200 g)

5 große Orangen (1 kg)

3 Zitronen (300 g)

1 gestrichener Tl gemahlenes
   Kurkuma

1 Prise Pfeffer

1 Tl Honig

Für 500 ml · Zubereitungszeit: ca. 15 Minuten

1. Den Ingwer waschen, trocknen und in 3 mm dünne Scheiben schneiden. Den Apfel waschen, entkernen und achteln. Orangen und Zitronen auspressen. Man benötigt 400 ml Orangen- und 80 ml Zitronensaft.

2. Ingwer und Apfelstücke mit 400 ml Orangensaft sowie 80 ml Zitronensaft in einen leistungsstarken Mixer geben. Kurkuma, 1 Prise Pfeffer und den Honig dazugeben und alles auf höchster Stufe fein mixen. Bei Bedarf noch einmal durchrühren und nochmal kurz durchmixen.

3. Anschließend den Ingwer-Shot durch ein feines Sieb abgießen und in eine sterile Flasche füllen. Bis zum Verzehr im Kühlschrank aufbewahren.

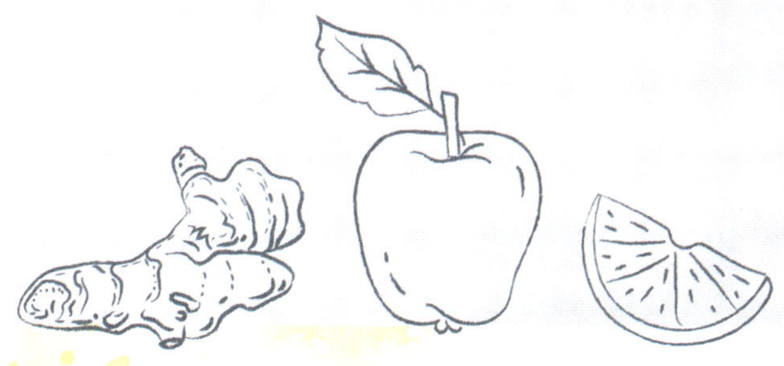

Mandarinen-Shot
mit Möhre und Orange

ZUTATEN

6 Mandarinen

25 g frischer Ingwer

1 große Möhre

100 ml milden Orangensaft

1 Tl Leinöl

Für 3–4 Portionen • Zubereitungszeit: 15 Minuten

1. Die Mandarinen halbieren und auspressen. Den Ingwer waschen, trocknen und in 3 mm dünne Scheiben schneiden. Die Möhre waschen, schälen und in dünne Scheiben schneiden.

2. Ingwer- und Möhrenscheiben zusammen mit dem Mandarinen- und Orangensaft in einen leistungsstarken Mixer geben. Das Leinöl hinzufügen und alles auf höchster Stufe fein mixen. Bei Bedarf anschließend noch einmal durchrühren und nochmal kurz durchmixen. Auf Gläschen aufteilen oder in eine sterile Flasche umfüllen und im Kühlschrank lagern.

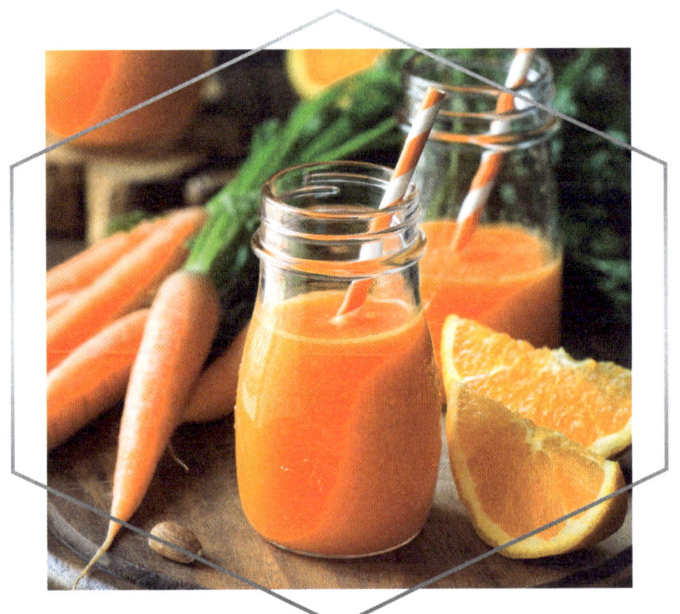

Tipp

Wenn du magst, kannst du den Shot noch mit etwas Honig süßen.

Spicy-Orange-Shot
mit Apfel

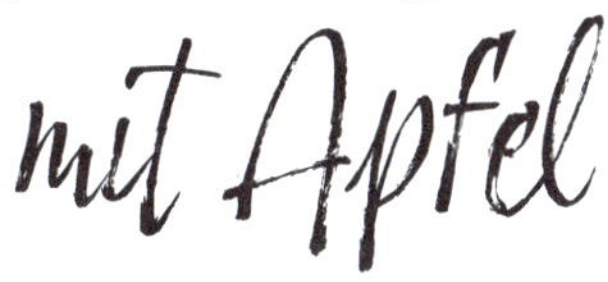

ZUTATEN

3–4 Orangen

100 ml Apfelsaft

5 g Kurkumapulver

1 Msp. Cayennepfeffer

Für 4 Portionen • Zubereitungszeit: 10 Minuten

1. Die Orangen auspressen. Du solltest 300 ml Saft zusammenbekommen.

2. Mit allen anderen Zutaten sehr gut verrühren oder mit dem Mixer oder Stabmixer kurz aufmixen. Auf Gläschen aufteilen oder in eine sterile Flasche umfüllen und im Kühlschrank lagern.

Vitamin-C-Shot

*Die pure Vitamin-C-Bombe hilft bei Erkältungsbeschwerden aller Art.
Nach einer verschnupften Nacht wirkt dieser Shot als echter Wachmacher.*

ZUTATEN

5 Orangen oder Blutorangen

3 Grapefruits

1–2 Zitronen

Für 4 Portionen • Zubereitungszeit: 10 Minuten

Alle Zitrusfrüchte auspressen. Du brauchst 240 ml Orangensaft, 120 ml Grapefruitsaft und 40 ml Zitronensaft. Alle Säfte vermischen und auf Gläschen zu je 100 ml aufteilen. Oder in eine sterile Flasche umfüllen und im Kühlschrank lagern.

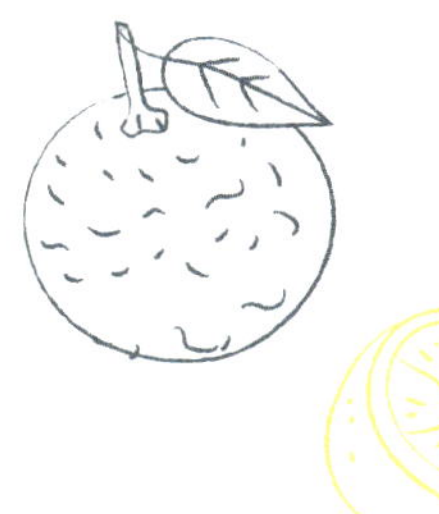

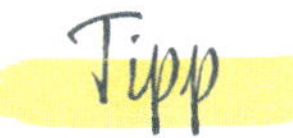

Tipp

Wenn du magst, kannst du den Shot noch mit
etwas Honig süßen oder mit etwas Wasser
verdünnen, wenn die Früchte sehr sauer sind.

Spinat-Limette-Shot
mit Kokoswasser

Vitamin C aus den Limetten und dem Spinat, Folsäure, Kalium, Kalzium, Magnesium und Eisen aus dem Spinat und dem Kokoswasser, dazu noch der Alleskönner Ingwer – dieser Shot ist ein Booster für den ganzen Körper.

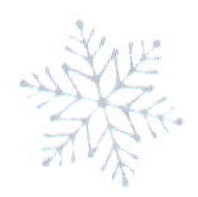

ZUTATEN

2 Handvoll Babyspinat

2 Limetten

15 g frischer Ingwer

150 ml Kokoswasser

Für 4 Portionen • Zubereitungszeit: 15 Minuten

1. Den Spinat waschen, trocken schütteln, verlesen und ggf. dickere Stiele entfernen. Die Limetten auspressen. Den Ingwer waschen, trocken tupfen und in kleine Stücke schneiden.

2. Alles zusammen mit dem Kokoswasser in einen leistungsstarken Mixer geben und fein mixen. Bei Bedarf alles gut umrühren und nochmal mixen.

3. Auf Gläschen aufteilen oder in eine sterile Flasche umfüllen und im Kühlschrank lagern.

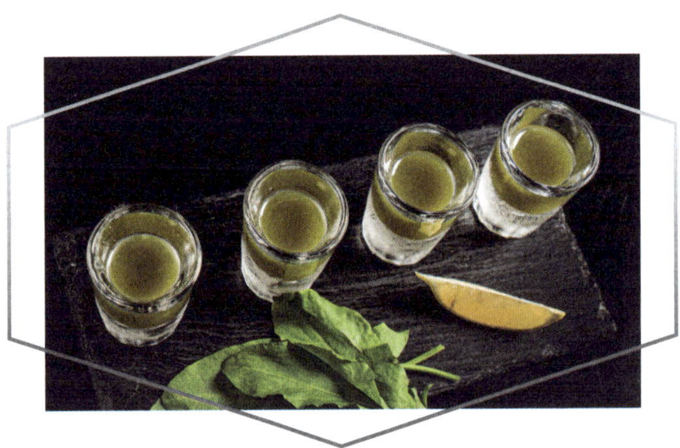

Tipp

Für den besonderen Kick am Morgen, kannst du noch 1 Messerspitze Matchapulver dazugeben.

Guten-Morgen-Smoothie

ZUTATEN

1/4 Ananas

1 Banane

1 Orange

1/2 Avocado

1 Stange Staudensellerie

50 g Babyspinat

200 ml Orangensaft

Saft von einer 1/2 Zitrone

200 g Eiswürfel

Für 4 Gläser (à 150 ml) • Zubereitungszeit: 10 Minuten

1. Die Ananas schälen und den harten Strunk entfernen. Banane und Orange schälen. Das Avocadofruchtfleisch mit einem Löffel aus der Schale kratzen. Staudensellerie und Spinat waschen und putzen.

2. Alle vorbereiteten Zutaten in grobe Stücke schneiden und in den Mixer geben. Orangen- und Zitronensaft mit den Eiswürfeln hinzugeben und alles sämig mixen. Den Smoothie auf Gläser verteilen und sofort servieren.

Tipp

Für den Hallo-wach-Kick noch 1 Teelöffel Matcha dazugeben.

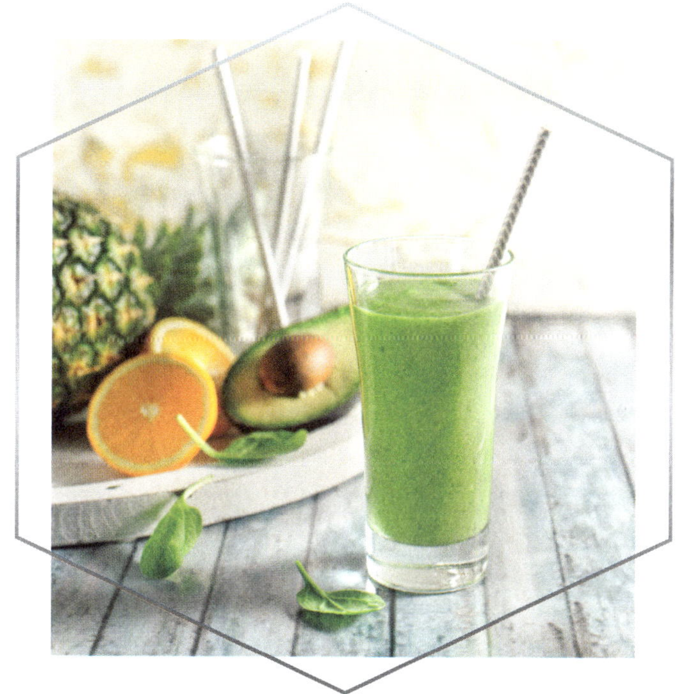

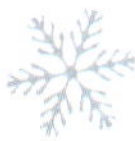

Hafer-Smoothie
mit Möhre und Matcha

ZUTATEN

1 Handvoll frischer Babyspinat

1 Banane

1 Möhre

100 ml Haferdrink

1 g Matcha-Tee

1 TI Kokosöl

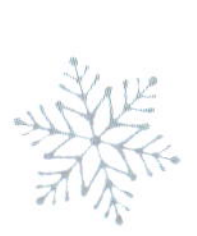

Für 3 Gläser (à ca. 150 ml) • Zubereitungszeit: 10 Minuten

Den Spinat waschen und trocken schütteln. Die Banane und die Möhre schälen und in Stücke schneiden. Spinat und Obst mit 120 ml Wasser, dem Haferdrink, dem Matcha-Tee und dem Kokosöl im Standmixer oder mit dem Pürierstab mixen, bis eine cremig-schaumige Konsistenz erreicht ist. Nach Geschmack Eiswürfel auf Gläser verteilen und den Smoothie darüber gießen. Sofort genießen.

Rote-Bete-Mandel-Smoothie-Bowl

ZUTATEN

2 Rote Bete-Knollen

300 g Himbeeren (TK)

300 ml Mandeldrink

2 El Mandelmus

Für das Topping

60 g Himbeeren

4 El Granola

2 TI Mandelmus

Für 2 Portionen • Zubereitungszeit: 20 Minuten

1. Die Rote Bete-Knollen waschen, die Enden abschneiden und grob zerkleinern. Mit den Himbeeren und dem Mandeldrink in einen Mixer geben und zu einer dickflüssigen Masse pürieren. Jetzt erst das Mandelmus zugeben (sonst friert es fest) und nochmals mixen. Auf zwei Schalen aufteilen.

2. Für das Topping die Himbeeren vorsichtig waschen und abtropfen lassen. In einer Spirale von der Mitte ausgehend auf dem Smoothie anordnen. Das Granola außen herum verteilen und mit dem Mandelmus beträufeln. Sofort servieren.

Sportler-Smoothie-Bowl

ZUTATEN

4 Datteln

100 g Haselnüsse

2 Bananen

1 Birne

1/2 Tl Zimt

Für das Topping

60 g Himbeeren (auch TK)

2 Tl Chiasamen

4 El Vollkornreis-Pops

Für 2 Portionen • Zubereitungszeit: 15 Minuten (plus Einweichzeit)

1. Die Datteln und die Haselnüsse in eine Schüssel geben, mit Wasser bedecken und im Kühlschrank über Nacht einweichen. Am nächsten Tag die Nüsse und die Datteln abgießen, das Einweichwasser dabei auffangen.

2. 200 ml Einweichwasser beiseitestellen. Die Bananen schälen, die Birne waschen und alles grob zerkleinern. Mit den Haselnüssen, den Datteln und dem Zimt in einen Mixer geben. Das aufgefangene Einweichwasser zugeben und zu einer dickflüssigen Masse pürieren. Auf zwei Schalen verteilen.

3. Für das Topping die Himbeeren auf die eine Hälfte des Smoothies setzen. Daneben längs die Chiasamen verteilen und die Vollkornreis-Pops auf die andere Hälfte streuen. Sofort servieren.

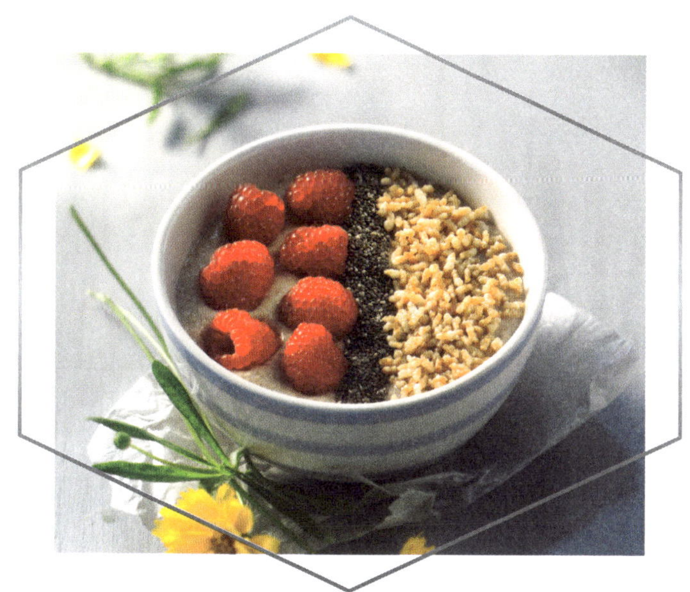

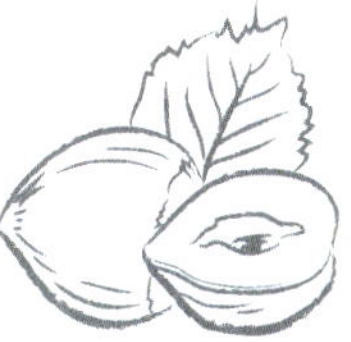

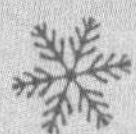

Haferbrei
mit gebackenen Bananen

Gerade am Wochenende oder an kalten Wintertagen ist Haferbrei mit einer leckeren Karamellnote ein echter Genuss. Und die wertvollen Ballaststoffe aus Hafer und Nüssen stärken die Abwehrkräfte.

ZUTATEN

120 ml Milch

30 g zarte Haferflocken
   oder Instantflocken

1 Prise Salz

1 El Butter

2 El Ahornsirup

1 Banane

2 El Pekannusskerne

Für 1 Portion · Zubereitungszeit: ca. 20 Minuten

1. Die Milch in einem kleinen Topf erhitzen. Haferflocken und Salz dazugeben und bei schwacher Hitze ohne Deckel für 5–10 Minuten unter häufigem Umrühren sanft simmern lassen. Danach vom Herd ziehen, den Deckel auflegen und den Brei weitere 5–10 Minuten quellen lassen.

2. In der Zwischenzeit eine kleine Pfanne auf mittlere Temperatur erhitzen. Die Butter in der warmen Pfanne schmelzen und den Ahornsirup dazugeben.

3. Die Banane schälen und in etwa 1 cm dicke Scheiben schneiden. Die Bananenstücke in die Pfanne geben und von jeder Seite für 1–2 Minuten bei mittlerer Hitze braten, bis sie leicht karamellisieren. Zuletzt die Pekannusskerne mit karamellisieren lassen.

4. Den Haferbrei mit den gebackenen Bananen und karamellisierten Pekannusskernen warm servieren.

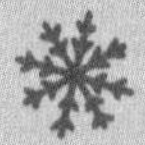

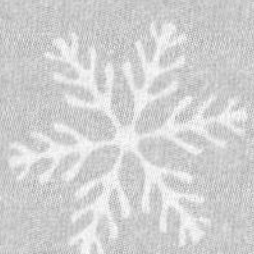

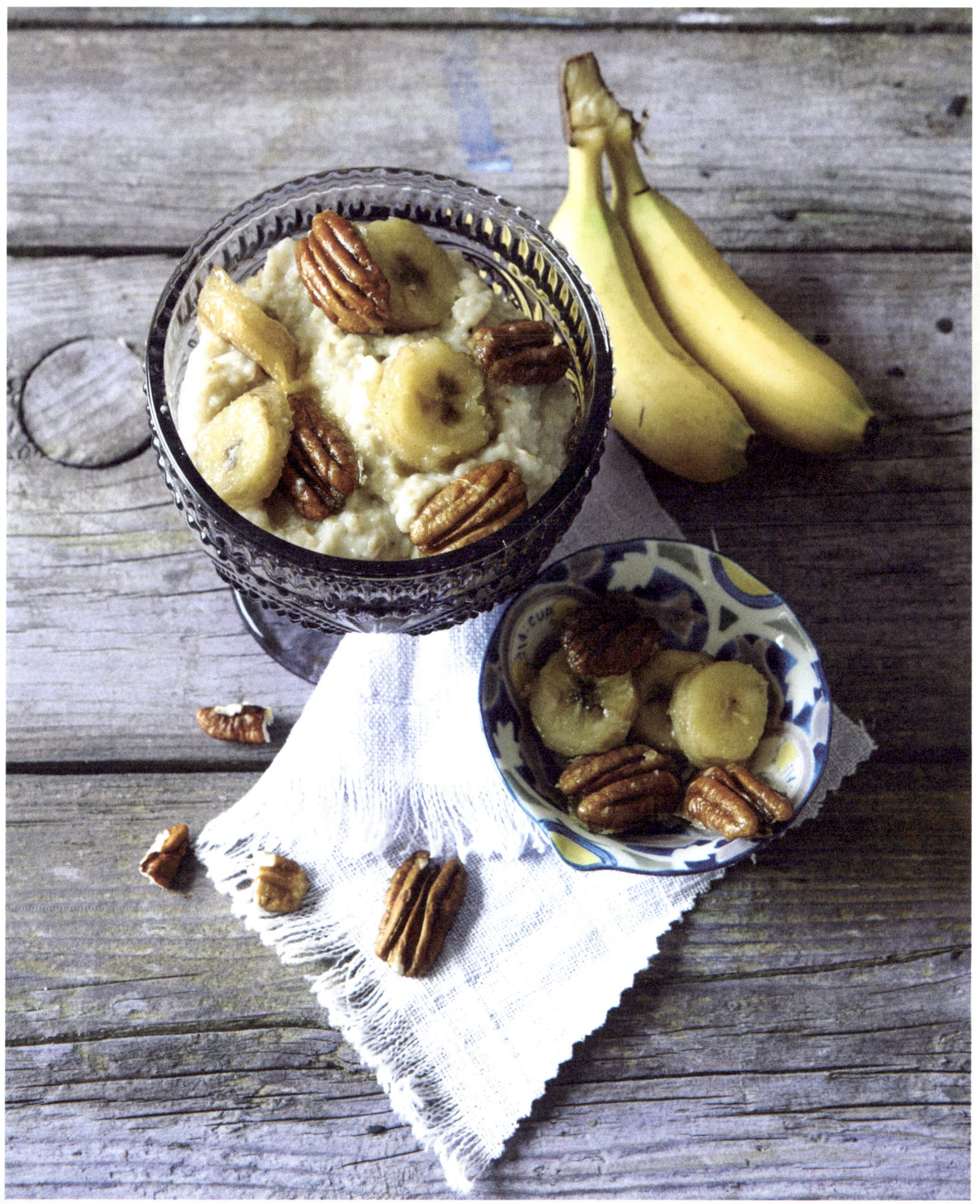

Müsliriegel
aus Nüssen und Mango

ZUTATEN

50 g Walnüsse

20 g Mandeln

50 g Erdnüsse

70 g getrocknete Mango-
streifen

150 g getrocknete Feigen

1 El kernige Haferflocken

1 El Hirseflocken

1 El Zitronensaft

15 g Kokosblütenzucker

1 El weißes Mandelmus

Für 6 Stück • Zubereitungszeit: 20 Minuten (plus Zeit zum Trocknen)

1. Walnüsse, Mandeln, Erdnüsse und getrocknete Mangostreifen grob hacken. Anschließend die Feigen halbieren, pürieren und alle weiteren Zutaten gründlich untermengen und durchkneten.

2. Die Masse auf einer glatten Arbeitsfläche zu einem ca. 1,5 cm dicken Teig ausrollen, sodass ein Rechteck mit einer Größe von etwa 24 x 8 cm entsteht. Diese mit einem Messer in 6 gleich große Müsliriegel teilen und auf einen Backofenrost legen.

3. Den Backofen auf Umluft 40 °C einstellen, den Rost auf die mittlere Schiene schieben und die Backofentür mithilfe eines Holzlöffels während der Trocknungszeit einen Spalt offenstehen lassen. Anschließend 8 Stunden im Ofen trocknen.

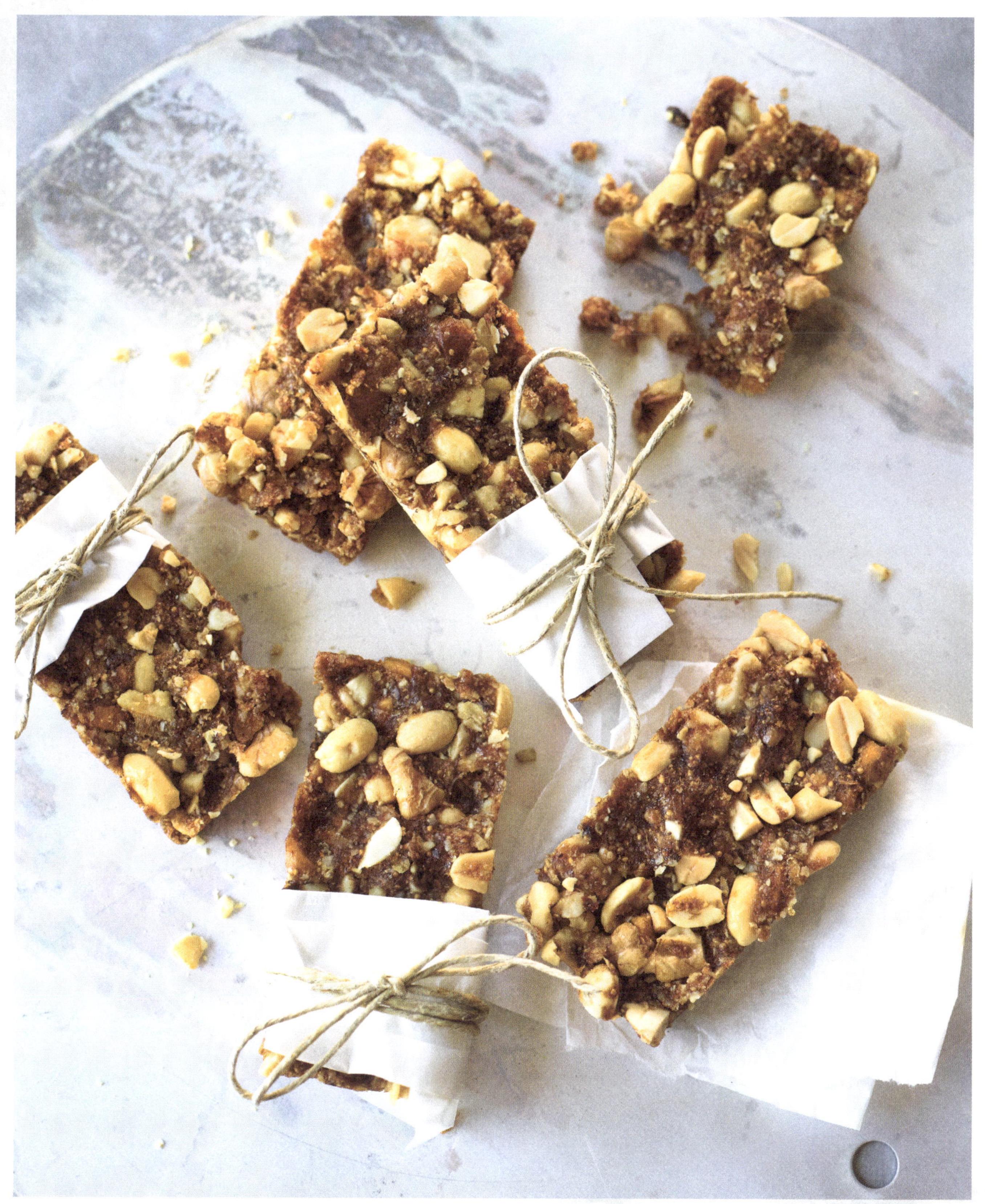

Cranberry-Bites
mit Mandeln

ZUTATEN

70 g ganze Mandeln

75 g getrocknete Cranberrys

75 g getrocknete und
   entsteinte Datteln

50 g kernige Haferflocken

Für 16–18 Stück • Zubereitungszeit: 20 Minuten (plus Kühlzeit)

1. Alle Zutaten zusammen in einen Blitzhacker oder Multizerkleinerer geben und zu einer gleichmäßigen, teigähnlichen Masse
zerhacken. Für 30 Minuten kühl stellen.

2. Danach gleichmäßig große Stücke von etwa 15 g abnehmen
und zwischen den Handflächen zu Kugeln formen. Luftdicht ver-
packen, im Kühlschrank aufbewahren und innerhalb von 1 Woche
verbrauchen.

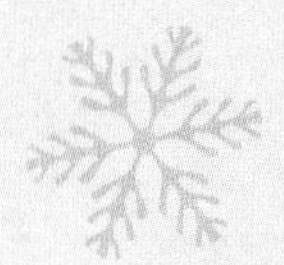

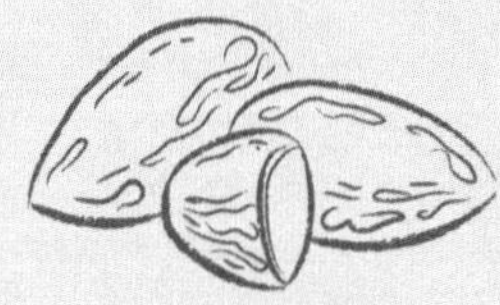

Energy Balls
mit Maple Syrup

ZUTATEN

125 g Cashewkerne

150 g kernige Haferflocken

3 El Ahornsirup

2 El Kokosöl

75 g gehackte Datteln

Für 20 Stück • Zubereitungszeit: 20 Minuten (plus Kühlzeit)

1. Die Cashewkerne und Haferflocken mit einem Multizerkleinerer oder Standmixer so lange zerkleinern, bis alles gemahlen ist. Je nach Leistungsstärke des Mixers sollte ein feines bis sehr feines Pulver entstehen. Den Mixer zwischendurch immer wieder pausieren lassen, damit er nicht überhitzt und die Mischung nicht länger als wenige Sekunden am Stück mixen.

2. Ahornsirup und Kokosöl hinzufügen und kurz durchmixen, bis alles vermischt ist. Zuletzt die gehackten Datteln unterrühren.

3. Esslöffelweise Portionen von der Masse abnehmen und zwischen den Handflächen zu Kugeln rollen. Auf ein Stück Backpapier legen und mindestens 1 Stunde kalt stellen, dann servieren. Im Kühlschrank aufbewahrt halten sich die Energy Balls etwa 1–2 Wochen.

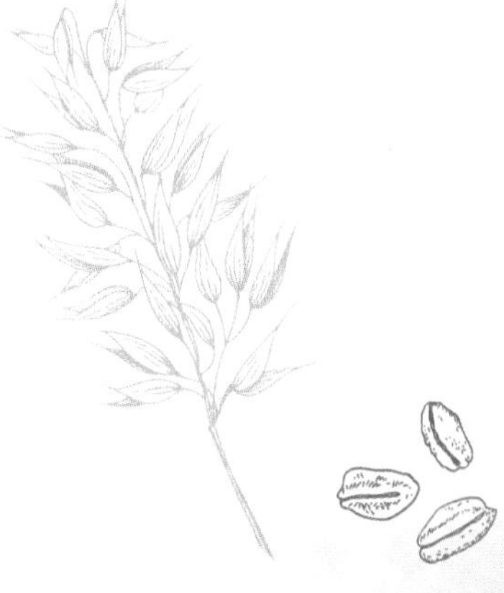

Energiebällchen
mit Datteln

ZUTATEN

100 g Mandeln

30 g Haferflocken

30 g Gojibeeren

150 g getrocknete Datteln
ohne Stein

1 El Kokosöl

1 El Backkakao

1/4 Tl Salz

Außerdem

1 El Kokosraspeln

1 El Chiasamen

Für 15 Bällchen • Zubereitungszeit: 10 Minuten

1. Mandeln, Haferflocken, Gojibeeren, Datteln, Kokosöl, Backkakao und Salz in einen leistungsstarken Mixer geben. Alles ca. 30 Sekunden zerkleinern. Bei Bedarf alles noch einmal mit einem Löffel durchrühren und nach unten schieben und den Vorgang wiederholen.

2. Die Masse umfüllen und mit leicht angefeuchteten Händen walnussgroße Bällchen formen. Die Hälfte der Bällchen in den Kokosraspeln wälzen, die andere Hälfte in Chiasamen. Sofort servieren oder im Kühlschrank lagern. Im Kühlschrank in einer verschlossenen Box halten sich die Bällchen ca. 1 Woche.

Tipp

Die Energiebällchen lassen sich auch in Mohn, gemahlenen Mandeln, Kakao und anderen Körnern wälzen.

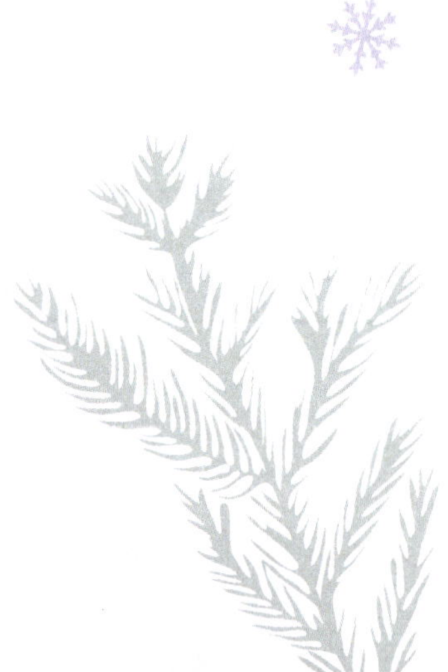

Rohe Energie-Riegel

ZUTATEN

60 g getrocknete Datteln
   ohne Stein

50 g gemahlene Mandeln

100 g gemahlene Nüsse
   nach Wahl

20 ml Reissirup

30 g getrocknete Aprikosen

35 g getrocknete Cranberrys

100 g Mandelmehl

60 g geschrotete Goldleinsaat

75 g Mandelmus

1 TI gemahlener Zimt

2 Prisen Salz

Außerdem

Backform 20 x 28 cm

25 g Trockenfrüchte und
   Nüsse zum Verzieren

Für 12–15 Stück • Zubereitungszeit: 20 Minuten (plus Kühlzeit)

1. Die Datteln hacken. Mit 50 ml Wasser in den Mixer geben und pürieren. Mandeln und Nüsse mischen. 50 g dieser Mischung zusammen mit dem Reissirup ebenfalls in den Mixer geben. Durchmixen, dabei zwischenzeitlich den Vorgang unterbrechen und die Masse nach unten zu den Messern schieben. Anschließend die Masse in eine Schüssel umfüllen.

2. Die restlichen Trockenfrüchte mittelfein hacken. Mit Mandelmehl, Goldleinsaat, Mandelmus, Zimt und Salz zur Masse geben und gut verkneten. Eine Form mit Backpapier auslegen und die Masse darin verteilen. Mit Trockenfrüchten und Nüssen verzieren. Die Oberfläche flach und glatt drücken. Je gleichmäßiger und fester die Masse in die Form gedrückt wird, desto stabiler sind später die Riegel.

3. Die Form für mindestens 2 Stunden abgedeckt kühl stellen. Anschließend die Masse mit einem scharfen Messer in Riegel schneiden. Kühl lagern und innerhalb 1 Woche verbrauchen.

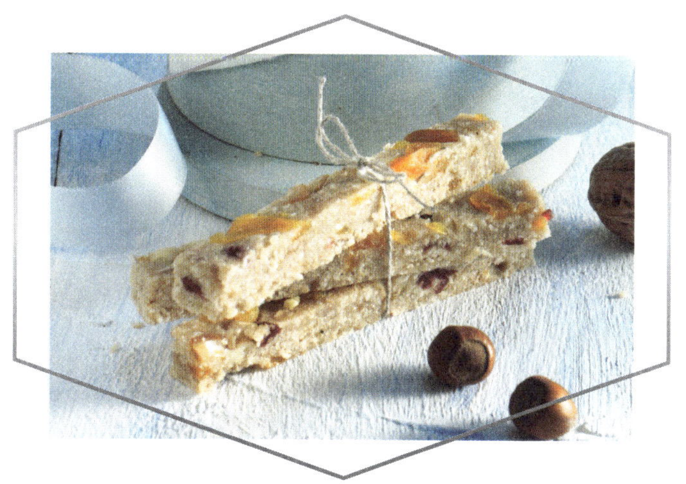

Sauerkrautcracker
mit Leinsamen

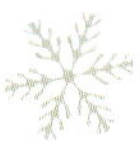

ZUTATEN

250 g Leinsamen

500 g rohes frisches
Sauerkraut

2 Tl gemahlener Kümmel

**Für 30–50 Stück • Zubereitungszeit: 20 Minuten
(plus Ruhezeit und Zeit zum Trocknen)**

1. Den Leinsamen fein mahlen. Das Sauerkraut und den Kümmel mit
350 ml Wasser pürieren, dann den Leinsamen zugeben.

2. Den Teig 1 Stunde ruhen lassen. Dann ca. 5 mm dick zwischen zwei
Lagen Backpapier ausrollen. Das obere Backpapier abziehen und mit
einer Palette oder der Rückseite einer Messerklinge Rillen in den Teig
drücken, um die Cracker später gut auseinanderbrechen zu können.

3. Den Teig mit dem Backpapier auf ein Backblech legen. Im Backofen bei leicht geöffneter Tür bei zunächst 65 °C Umluft, dann bei
50 °C 10–12 Stunden trocknen. Dann das Backpapier abziehen, die
Crackermasse wenden und ohne Backpapier nochmals 12–14 Stunden
trocknen lassen. Trocken und luftdicht aufbewahren.

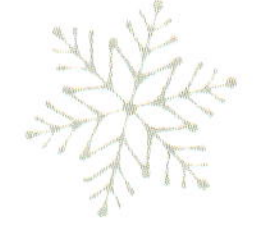

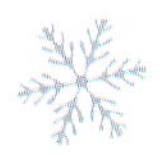

Variationen:

Diese einfachen Cracker lassen sich beliebig variieren.
Statt Kümmel passen auch orientalische Gewürze wie Koriander
und Kreuzkümmel. Sehr gut schmecken die Cracker auch, wenn du
ein Drittel der Sauerkrautmenge durch geriebene Möhren ersetzt.

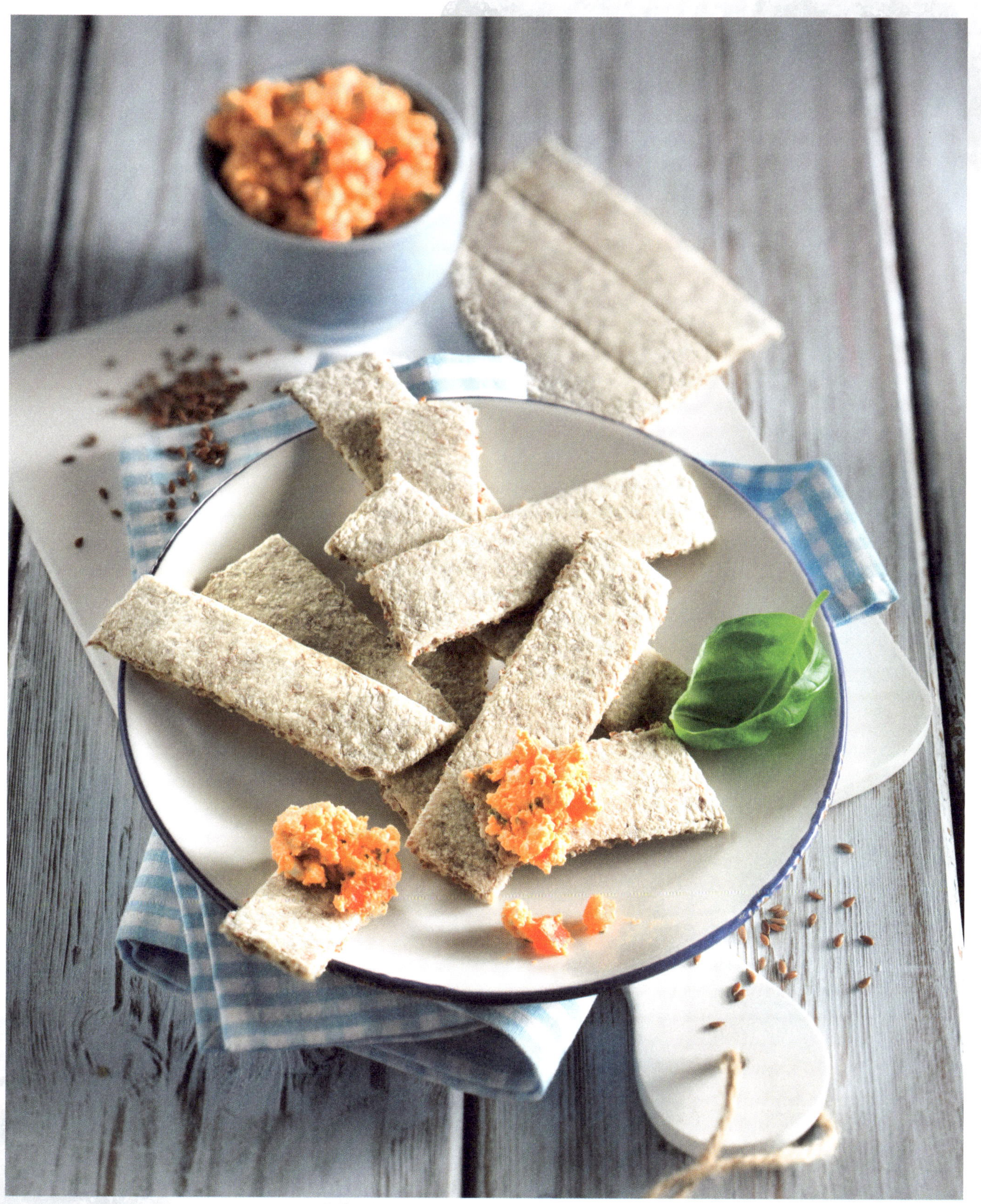

Walnuss-Tomaten-Cracker
mit Oliven

ZUTATEN

220 g Walnusskerne

50 g gemahlener Leinsamen

3–4 sonnengetrocknete Tomaten

30 g schwarze Oliven ohne Stein

1 Tl Oregano

1 Prise Thymian

Salz

Pfeffer

Für 30–50 Stück • Zubereitungszeit: 20 Minuten (plus Einweichzeit und Zeit zum Trocknen)

1. Die Walnüsse 6–8 Stunden einweichen, dann im Mixer fein mahlen. Die Leinsamen untermixen. Die Tomaten hacken, die Oliven in Scheiben schneiden und wieder mixen, sodass noch feine Stückchen zu sehen sind. Die Gewürze zugeben und unterrühren, mit Salz und Pfeffer abschmecken.

2. Den Teig 3–4 mm dick zwischen zwei Lagen Backpapier ausrollen und in Quadrate schneiden. Mit dem Backpapier auf ein Backblech legen. Im Backofen bei leicht geöffneter Tür bei 65 °C Umluft trocknen. Dann auf 50 °C reduzieren und ca. 4 Stunden trocknen. Das Backpapier abziehen, die Cracker wenden und nochmals 4 Stunden ohne Backpapier trocknen lassen. Trocken und luftdicht aufbewahren.

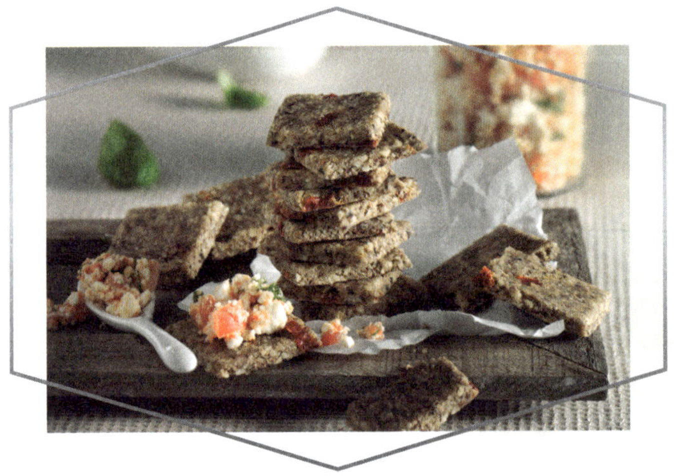

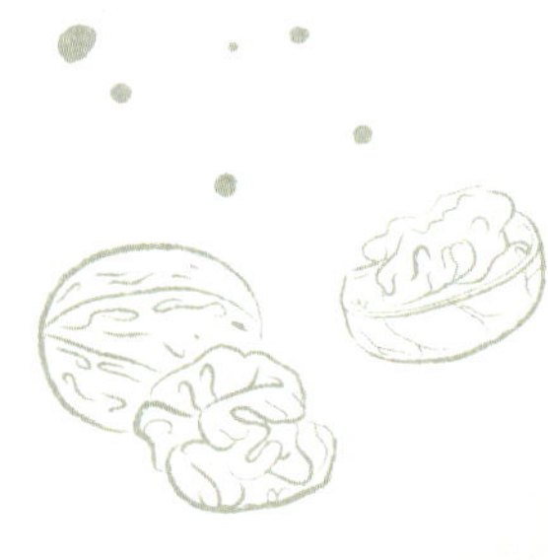

Meerrettich-Dip
mit Apfel

Meerrettich ist als Rachenputzer bekannt, denn seine Scharfstoffe und ätherischen Öle wirken schleimlösend und befreien die Atemwege. Mit den Vitaminen C, B1, 2 & 6 sowie zahlreichen Mineralstoffen unterstützt er gleichzeitig noch dein Immunsystem.

ZUTATEN

1 säuerlicher Apfel

2 cm frische Meerrettich-
wurzel

4 El Crème fraîche

1 Prise Zucker

Salz

Für 4 Portionen • Zubereitungszeit: 15 Minuten

1. Den Apfel schälen, vierteln und das Kerngehäuse herausschneiden. Die Meerrettichwurzel schälen und zusammen mit dem Apfel auf einer Reibe fein reiben.

2. Crème fraîche, Zucker und Salz gut verrühren und den geriebenen Apfel und Meerrettich unterheben. Im Kühlschrank 30 Minuten ziehen lassen und vor dem Servieren noch einmal aufrühren.

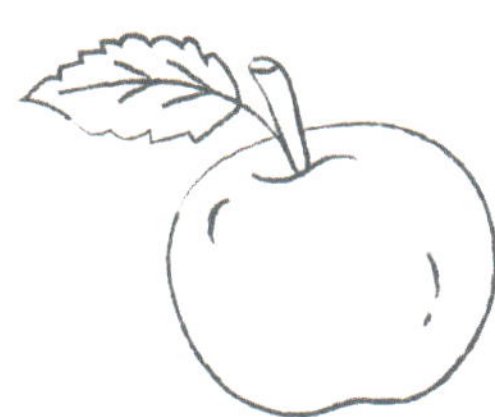

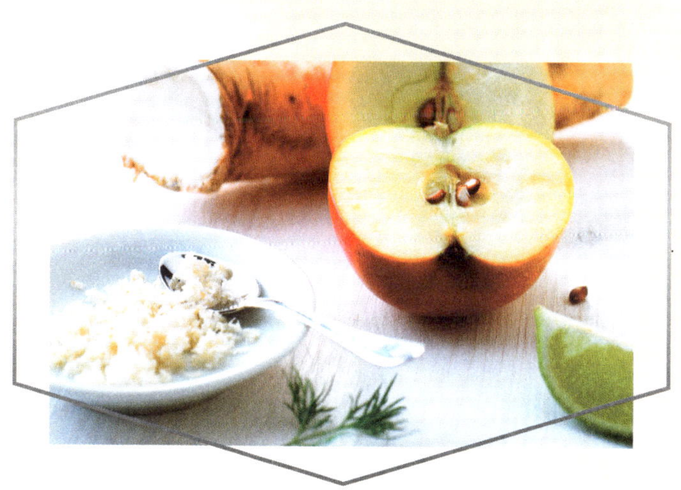

Basic Hummus

ZUTATEN

250 g gegarte Kichererbsen

2 Knoblauchzehen

50 ml Zitronensaft

60 g Tahin

1/2 Tl Honig

1/2 Tl + 1 Prise gemahlener
Kreuzkümmel

1/2 Tl + 1 Prise edelsüßes
Paprikapulver

30 g Crushed Ice

Salz

Pfeffer

1 El Olivenöl

1/2 Tl Schwarzkümmel
(nach Belieben)

1 El gehackte Petersilie
(nach Belieben)

Für 4 Portionen • Zubereitungszeit: 15 Minuten

1. Die Kichererbsen zunächst enthäuten. Dafür die Kichererbsen in eine große Schüssel mit warmem Wasser geben und zwischen den Händen aneinanderreiben, bis sich die Häutchen lösen. Die Häutchen entfernen und die Kichererbsen in einem Sieb abtropfen lassen.

2. Den Knoblauch schälen und grob würfeln. Die Kichererbsen mit dem Knoblauch in den Blitzhacker geben. Zitronensaft, Tahin, Honig, 1/2 Teelöffel Kreuzkümmel, 1/2 Teelöffel Paprikapulver und das Eis hinzufügen, salzen und pfeffern und alles zu einem feinen Püree mixen. Den Hummus nochmals mit Salz und Pfeffer abschmecken.

3. Den Basic Hummus in eine Schüssel geben und glatt streichen. Den Hummus mit Olivenöl beträufeln. Mit etwas Kreuzkümmel und Paprikapulver sowie nach Belieben Schwarzkümmel und Petersilie bestreuen und servieren.

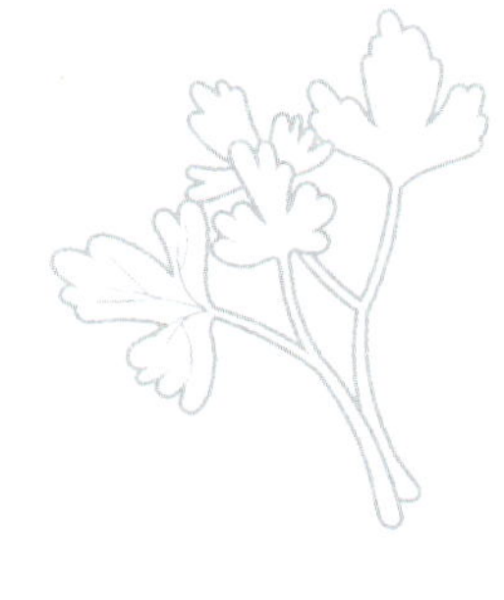

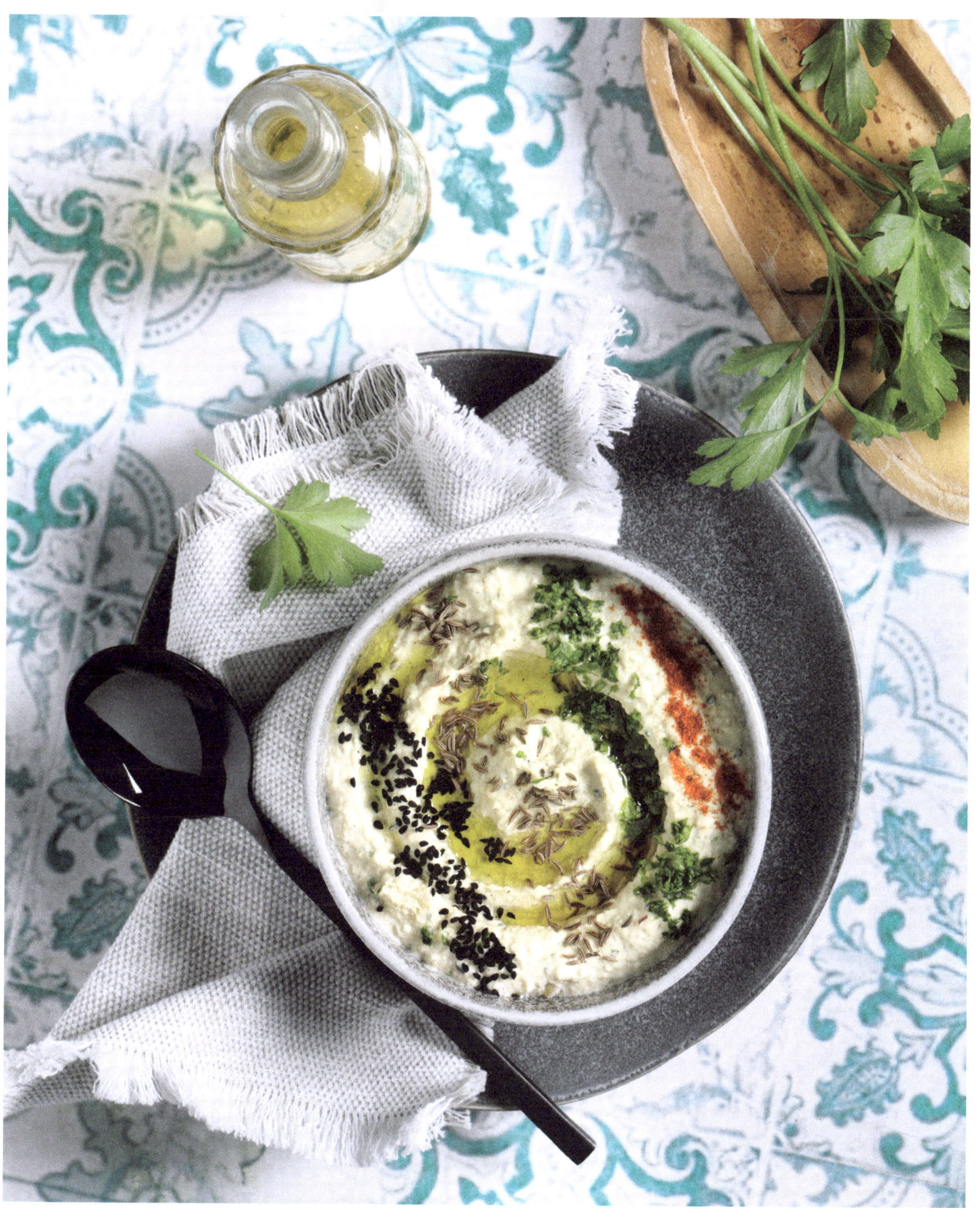

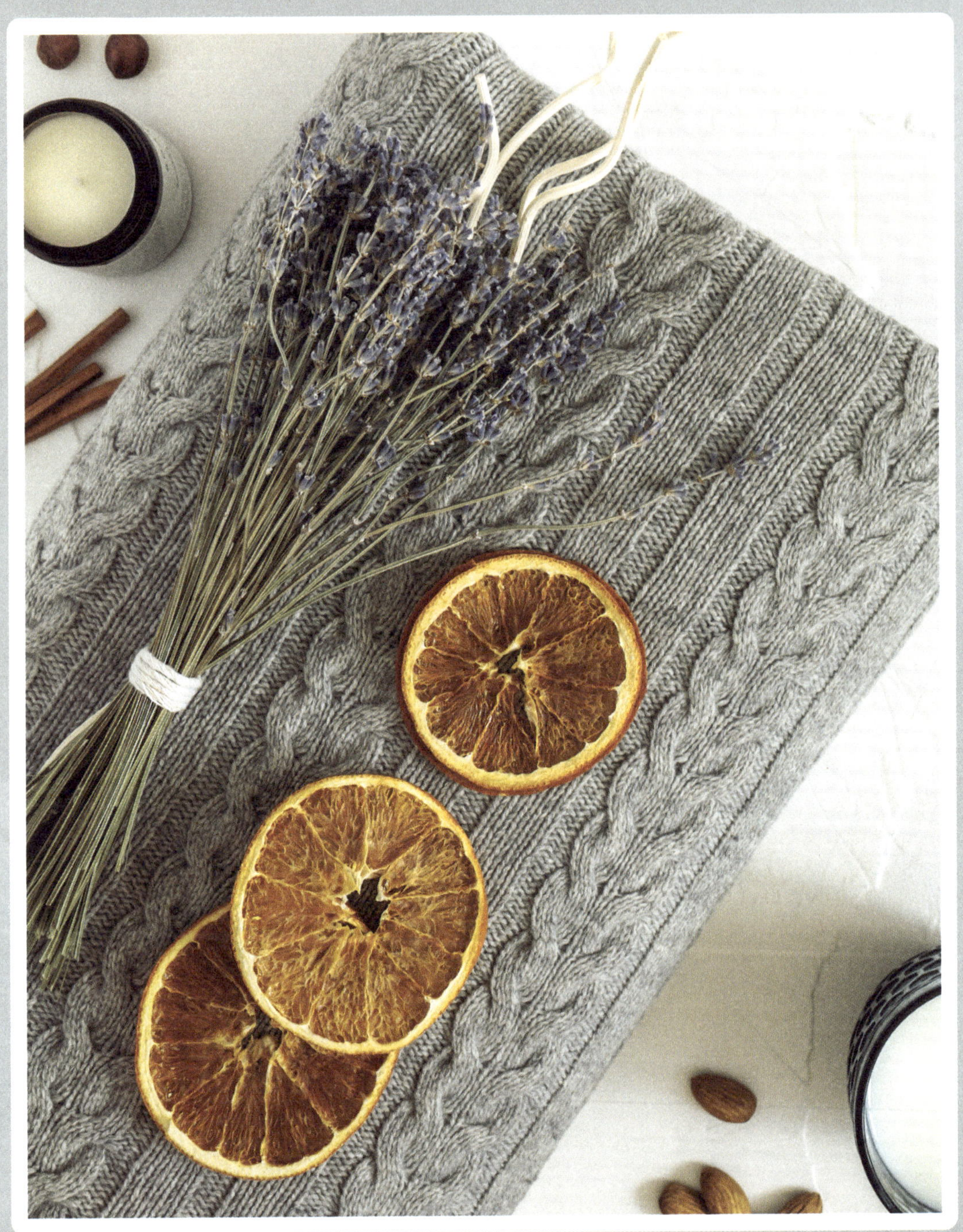

Guter Schlaf für starke Abwehrkräfte

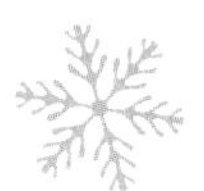

Erholsamer Schlaf macht stark und gesund!
Das ist im Winter besonders wichtig und wann,
wenn nicht in der dunklen Jahreszeit, gibt es nichts
Schöneres als sich gemütlich ins Bett zu kuscheln.
Damit auch du gut ein- und durchschlafen kannst,
haben wir dir die besten Schlaftipps in diesem
Kapitel zusammengestellt. Wir wünschen dir
eine gute Nacht und süße Träume!

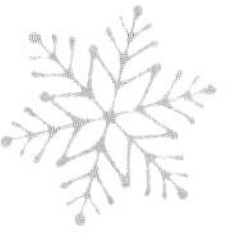

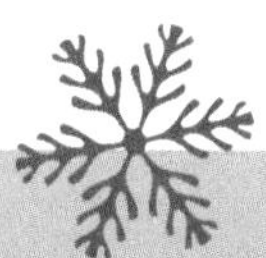

Schlaf macht gesund

Eine erholsame Nachtruhe stärkt die Abwehrkräfte und trägt wesentlich dazu bei, dass du gesund bleibst, denn so richtig auf Touren kommt das Immunsystem erst, wenn der Körper ruht. Und es hat einen kleinen Trick, dich in die Federn zu treiben. Damit du die richtige Bettschwere bekommst, schüttet es Botenstoffe, sogenannte Zytokine, aus, die dich müde machen. Diese Zytokine machen dich auch so müde, wenn du krank bist.

Selbst wenn du gesund bist, braucht das Immunsystem Nacht für Nacht ungefähr fünf Stunden, um deine Abwehrkräfte wieder auf Vordermann zu bringen. In dieser Zeit transportiert es abgetötete Erreger ab und bildet neue Antikörper. Wenn du dann und wann mal zu wenig schläfst, ist das natürlich kein Beinbruch, aber langfristiger Schlafentzug macht dich sehr anfällig für Infekte. Wissenschaftler haben in einem Experiment einmal ausprobiert, was passiert, wenn man Ratten einfach gar nicht schlafen lässt, und die Tiere sind nach zweieinhalb Wochen an Erschöpfung gestorben. Ohne Schlaf kann man also nicht leben.

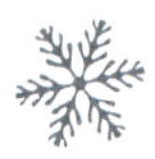

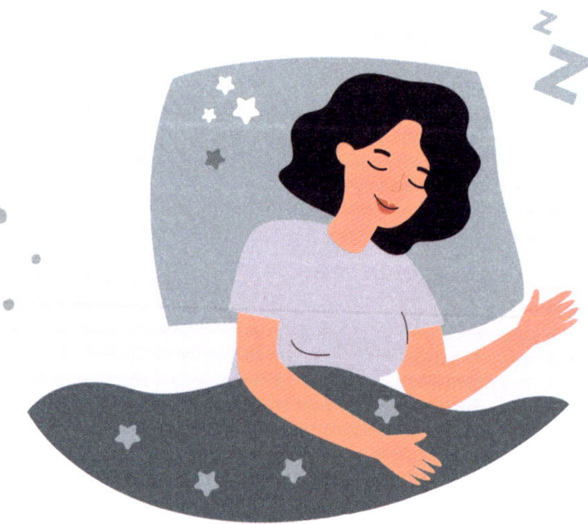

Die Kunst
des Ein- und Durchschlafens

Gehörst du auch zu den Menschen, denen das Einschlafen schwerfällt oder die nachts vom Problemwälzen wachgehalten werden? Dann können wir mit diesen Tipps Abhilfe schaffen und deine Schlafqualität verbessern: Schlafhygiene heißt das Zauberwort. Unter diesem Begriff werden Verhaltensweisen zusammengefasst, die erholsamen Schlaf fördern und Schlafstörungen verhindern. Sie betreffen vor allem deine Schlafumgebung, Ernährung und den Schlaf-Wach-Rhythmus.

SCHLAFZIMMER SCHÖN MACHEN

Hand aufs Herz: Ist dein Schlafzimmer eher eine Abstellkammer als eine Wohlfühloase? Nicht gut. Denn idealerweise sollte dort möglichst wenig an den Alltag erinnern – verbanne also Bügelbrett, Wäscheständer und Staubsauger aus deinem Schlafgemach oder lass sie, wenn es nicht anders geht, hinter einem Vorhang oder einem Paravent verschwinden. Auch dezente Farben und warmes Licht können helfen, leichter in den Schlaf zu finden. Manche schwört außerdem auf Verdunkelungsvorhänge, die verhindern, dass es zu hell ist, ohne einen so abzuschotten wie schwere Rollläden.

TV UND TABLET WEGRÄUMEN

So gemütlich es dann und wann sein mag, zum Tatort einzuschlummern – ein Fernschgerät hat im Schlafzimmer ebenso wenig verloren wie Computer oder Smartphone, denn wer sich kurz vor dem Einschlafen noch mit aufregenden Inhalten berieseln lässt, muss damit rechnen, wieder wach statt müde zu werden. Außerdem führt das typische blaue Licht von Smartphone, Tablet und TV unseren Körper, genauer gesagt unsere innere Uhr, ziemlich aufs Glatteis, denn es trifft auf bestimmte Rezeptoren in unseren Augen, die unter natürlichen Bedingungen registrieren, ob Tag oder Nacht ist. Und in der Nacht sind sie an der Ausschüttung des Schlafhormons Melatonin beteiligt. Das blaue Licht der digitalen Bildschirme aber suggeriert ihnen, es sei Tag – und es wird kein Melatonin ausgeschüttet. Mit dem Ergebnis, dass sich aufgrund des fehlenden Schlafhormons einfach keine Bettschwere einstellen will.

Eine nicht auf deine Bedürfnisse abgestimmte Matratze kann dich den Schlaf kosten. Wenn eine Matratze so hart oder weich ist, dass du eher das Gefühl hast, auf bzw. unter dem Bett als darin zu liegen, bekommst du kein Auge zu. Prüfe darum, ob deine Matratze für deinen Körper und deine Schlafgewohnheiten die richtige ist, denn Rückenschläfer*innen haben z. B. andere Anforderungen als Seitenschläfer*innen. Und wenn du dein Bett mit deiner Partner*in teilst, dann überlegt doch, ob nicht zwei getrennte Matratzen anstatt einer großen euren individuellen Schlaf besser machen.

Die richtige Schlafzimmertemperatur ist ebenfalls eine wichtige Voraussetzung für einen guten Nachtschlaf. Idealerweise liegt sie irgendwo zwischen 16 und 20 °C. Du solltest weder frieren noch schwitzen, denn beides bedeutet Stress für den Körper und vertreibt den Schlaf.

Ein gesunder Schlaf braucht eine ruhige Umgebung. Vor allem in der Tiefschlafphase sind laute Geräusche Gift, denn unser Bewusstsein kann dann nicht in die nötige Ruhephase absinken. Zwar wachen wir nicht unbedingt komplett auf, aber wir wachen immer ein bisschen unter der Oberfläche. Es könnte ja plötzlich Gefahr drohen und da ist man besser vorbereitet. Das denkt zumindest unser prähistorisches „Ich". Um diesem Verhalten vorzubeugen, solltest du dein Schlafzimmer und am besten auch deine Wohnung nachts frei von möglichen Geräuschkulissen halten. Verbanne also tickende Uhren vom Nachttisch und schalte auch keine Geräte wie Waschmaschine oder Geschirrspüler vor dem Schlafengehen ein.

Wenn du besonders geräuschempfindlich bist, solltest du auch nicht bei geöffnetem Fenster schlafen. Lüfte lieber am Abend kräftig durch und schließe dann Fenster und Balkontür um den Straßenlärm draußen zu halten. Vielleicht sind auch Ohrstöpsel eine gute Lösung für dich. Probiere es einfach mal aus. Man muss sich das (Ein-)Schlafen ja nicht schwerer machen als nötig.

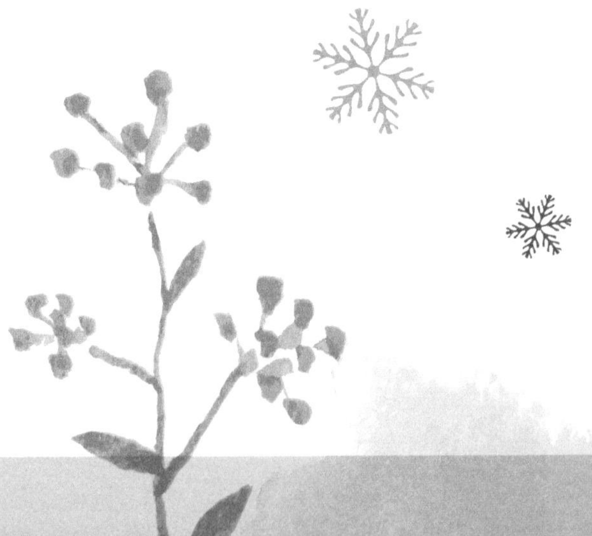

Noch mehr Tipps
für besseren Schlaf

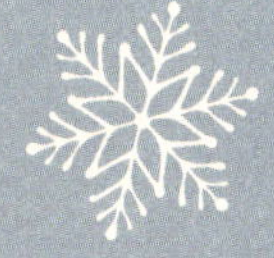

Vermutlich kann man nie so genau sagen, woran es denn letztlich liegt, wenn man sich ruhelos im Bett wälzt und einfach nicht einschlafen kann. Aber wenn du dich häufiger mit diesem Problem rumschlägst, gibt es eine ganze Reihe Schrauben, an denen du drehen kannst, um besser in den Schlaf zu finden.

BETT BLEIBT BETT

Extrem hilfreich ist es zum Beispiel, sein Hirn darauf zu trainieren, dass das Bett wirklich nur zum Schlafen da ist. Wie man das macht? Indem man das Bett wirklich nur zum Schlafen nutzt. Die einzige Ausnahme ist Sex. Alle anderen Vergnügungen wie Fernsehgucken, Lesen, Essen und Faulenzen sollten nicht auf oder im Bett stattfinden.

ZUM SCHLAFEN MUSS MAN MÜDE SEIN

Solltest du zu deiner üblichen Schlafenszeit noch glockenwach sein: Halte dich vom Bett fern, bis du wirklich müde bist. Schnapp dir lieber ein Buch und lies noch ein paar Seiten oder genieße die Abendstimmung bei Kerzenschein und ruhiger Musik. Du wirst sehen, dann kommt die Bettschwere von ganz allein.

BLOSS NICHT AUFREGEN

Vermutlich schlummerst du auch besser ein, wenn du zu später Stunde auf üppige Mahlzeiten verzichtest und auch nicht zu viel Alkohol trinkst. Rauchen, Kaffee, Cola, Tee und Vitamin C, zum Beispiel in Form von Orangensaft, wirken ebenfalls anregend. Mancher schwört auf ein Glas lauwarme Milch als Schlummertrunk, andere ziehen Kräutertee mit Honig vor.

Dass aufregende Lektüre und spannende Filme am Abend auch nicht gerade dazu beitragen, problemlos in den Schlaf zu gleiten, ist ja bekannt. Aber: Lesen an sich ist ein guter Einstieg in die Nachtruhe, wenn das Gelesene eher beschaulich ist. Und aus den oben genannten Gründen kann es durchaus sinnvoll sein, auf dem Sofa statt im Bett zu lesen.

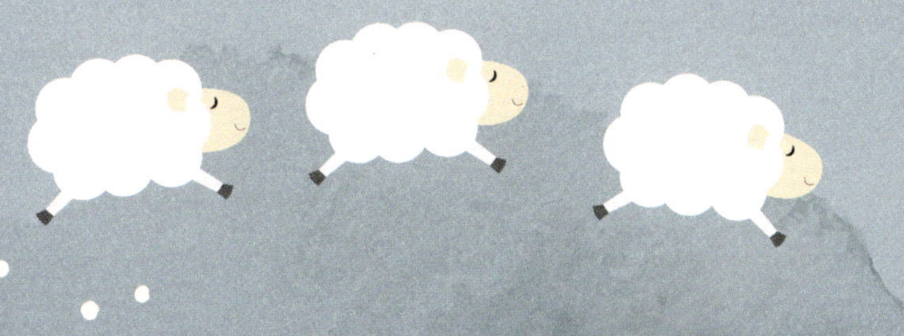

Wenn du mal nicht einschlafen kannst, sind vielleicht kalte Füße schuld. Eine wohl temperierte Wärmflasche oder auch Bettsocken – keine falsche Scham hier – können da Abhilfe schaffen. Ein Fußbad zur Schlafenszeit wirkt ebenfalls Wunder.

In den späteren Abendstunden solltest du es außerdem mit Winston Churchill halten: „No sports" heißt dann nämlich die Devise. Regelmäßige Sporteinheiten sind zwar ganz wunderbar für das Immunsystem und tragen zu gutem Schlaf bei, kurz vor dem Schlafengehen aber machen sie wach.

Beruhigende Kräutertees
zum Einschlafen

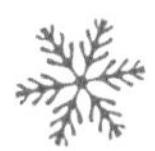

Besser als ein alkoholischer Schlummertrunk ist auf jeden Fall ein beruhigender Kräutertee. Neben dem bekannten Baldriantee kannst du dir auch Tee aus Melissenblättern oder Lavendelblüten aufbrühen.

MELISSENTEE

Übergieße 2 Teelöffel Melissenblätter in einer Tasse mit kochendem Wasser. Lass die Mischung 10 Minuten zugedeckt stehen und seihe sie anschließend in eine zweite Tasse ab. Trinke den Tee langsam und schluckweise.

LAVENDELBLÜTENTEE

Übergieße 2 Teelöffel Lavendelblüten in einer Tasse mit kochendem Wasser. Lass die Mischung 10 Minuten zugedeckt stehen und seihe sie anschließend in eine zweite Tasse ab. Trinke den Tee langsam und schluckweise eine halbe Stunde vor dem Schlafengehen.

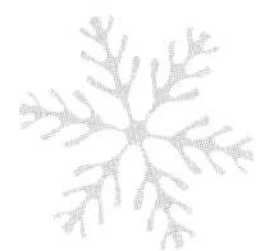

Wie man isst, so schläft man

Nicht nur, was du isst, sondern auch wie viel davon und wann, hat einen unmittelbaren Einfluss auf deine Schlafqualität. Grundsätzlich ist eine ausgewogene Ernährung eine prima Voraussetzung für guten Schlaf. Wenn du dann noch darauf achtest, dass dein Abendessen besonders leicht und bekömmlich ausfällt, kann eigentlich kaum noch etwas schiefgehen. Besonders geeignet für die leichte Kost zur Nacht sind Geflügelfleisch, Ei, Fisch, Milchprodukte und Tofu sowie sanft gegartes Gemüse – Rohkost und Salat können nämlich für ein ordentliches Gerumpel im Bauch sorgen, und das will ja keiner. Als Sattmacher empfehlen sich Kartoffeln oder Vollkornprodukte, denn der Körper braucht die langsam verdaulichen Kohlenhydrate aus diesen Lebensmitteln, um aus den Eiweißbausteinen des Essens das schlaffördernde „Glückshormon" Serotonin zu bilden.

Echte Schlafkiller hingegen sind Fettbomben wie Pommes frites, Schweinebraten & Co., denn die Fettverdauung hält den Körper besonders lange in Atem, und wir wälzen uns derweil schlaflos im Bett. Fruchtsäfte und Smoothies sind spät am Tag ebenfalls keine gute Idee, denn sie bringen mit ihrem hohen Gehalt an Fruchtzucker, Fruchtsäure und Vitaminen den Stoffwechsel tüchtig in Schwung – morgens ein Segen, abends eher nicht so toll. Unverarbeitetes Obst ist übrigens weniger bedenklich, denn es hat einen höheren Ballaststoffanteil, und dadurch werden die enthaltenen Wachmacher viel langsamer aufgenommen. Kirschen mit ihrem hohen Melatoningehalt können dir sogar beim Einschlafen helfen, ebenso fettreiche Seefische wie Lachs und Hering und Nüsse, wegen der guten Omega-3-Fettsäuren.

Idealerweise nimmt man die letzte Mahlzeit mindestens zwei Stunden vor dem Schlafengehen ein, denn für den Verdauungsprozess aktiviert der Körper den Stoffwechsel und produziert Insulin und noch weitere Hormone, die dem Schlafhormon Melatonin entgegenwirken. Noch besser sind sogar drei bis vier Stunden. Sollte dich kurz vor der Nachtruhe doch noch ein kleiner Hunger quälen, iss am besten ein paar schlaffördernde Nüsschen.

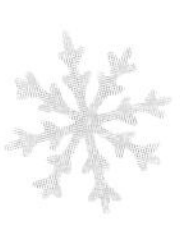

Kann man *Schlaf nachholen?*

Früher als Jugendliche hast du vor Festivals, Partys und Konzerten vielleicht auch immer versucht vorzuschlafen. Müde bist du dann irgendwann trotzdem geworden, hat also nichts gebracht. Das lag einfach daran, dass der Körper ein Gewohnheitstier ist, und das schläft halt nachts, ausgedehnter Mittagsschlaf hin oder her. Aber nicht verzweifeln: Sind die Schlafakkus total am Ende, hilft es, ein Langschläfer-Wochenende einzulegen und den normalen Nachtschlaf ordentlich auszudehnen. Denn Schlaf kann man tatsächlich unter bestimmten Voraussetzungen nachholen. Zur Gewohnheit sollte das allerdings nicht werden, denn langfristig macht wochenlanger Schlafmangel – gerade in Stressphasen im Berufsleben – schlapp und krank. Und das willst du ja gerade nicht. Achte daher auf regelmäßigen und ausgeglichenen Schlaf, gerade im Winter. So stärkst du dein Immunsystem und bist fit für den Tag.

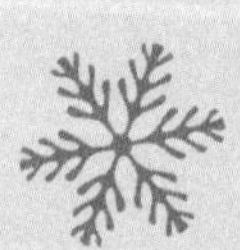

Power-Napping fürs Immunsystem

Die Japaner und Amerikaner schwören drauf, denn dort ist es nicht unüblich, die Mittagspause, ohnehin die Zeit eines Leistungstiefs, für ein „Power-Napping" zu nutzen. Wenn möglich, solltest du in dieser Zeit durchaus mit einem Schläfchen die Batterien wieder aufladen, nur darf der Schlaf nicht länger als 20 bis 30 Minuten dauern. Sonst sinkt dein Kreislauf zu stark ab und du brauchst ewig um wieder in den Tagesrhythmus zurückzufinden.

Lavendel-Kissenspray
für süße Träume

Für Entspannung und süße Träume kann ein wohlriechendes Kopfkissen sorgen. Für dieses duftende Kissenspray wird Lavendel verwendet, dessen ätherisches Öl Linalool beruhigend wirkt. Forscher haben übrigens entdeckt, dass die Wirkung von Lavendel rein durch den Geruchssinn freigesetzt wird.

ZUTATEN

30 g getrocknete Lavendelblüten

400 ml Wasser

40 ml kosmetisches Basiswasser

HERSTELLUNG

Koche das Wasser auf und übergieße die Lavendelblüten damit in einer Schüssel. Lass den Aufguss zugedeckt erkalten.

Den Sud gießt du anschließend durch ein Haarsieb in eine zweite Schüssel. Dann gibst du das kosmetische Basiswasser hinzu und füllst alles in einen Pumpzerstäuber ab.

ANWENDUNG

Sprühe das Lavendelspray mit etwas Abstand auf dein Kopfkissen.

HALTBARKEIT

Bei kühler Lagerung kannst du das Spray ca. zwei Monate aufbewahren.

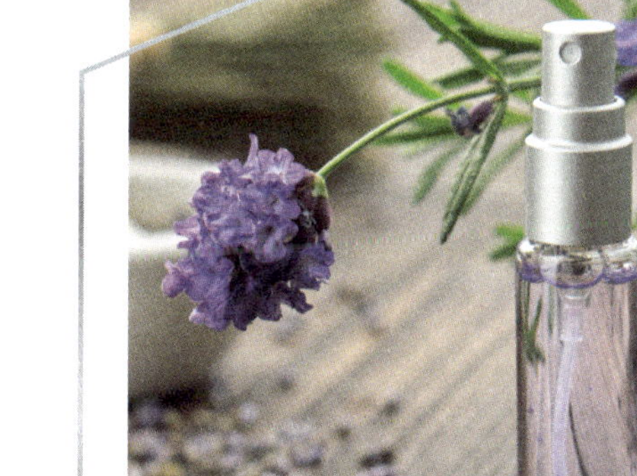

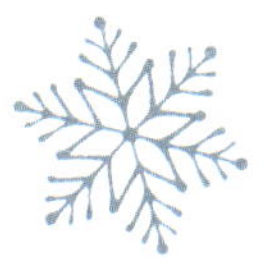

Register

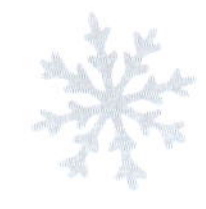

*Hier findest du die Übungen, Anleitungen und Rezepte
in diesem Buch zum schnellen Wiederauffinden.*

**ACHTSAMKEIT &
ENTSPANNUNG**

Achtsamkeit 8

Apfel als Anker 31

Atmen, Atemübungen 10, 12

Barfuß (Geh mal barfuß) 23

Basilikum
    (Alleskönner Basilikum) 23

Body Scan 13

Dankbarkeitstagebuch 17

Den Tag beschließen 38

Die Qual der Wahl 34

Die Rosinenübung 37

Entspannte Augen 29

Erwarte nicht das Ende 39

Im Hier und Jetzt sein 39

Jeder Tag ist neu 22

Mal mal wieder 52

Massagen 28, 30

Meditationsübungen 19, 22, 32, 35

Mein Leben gehört mir 21

mentale Haltungen 14

Mit ganzem Herzen 36

Päckchen packen 18

Pausen annehmen 24

Selbstanalyse/(Ausfüll-)Listen
    12, 16, 20

Sortieren 17

Stricken für die Seele 53

Urlaub für die Füße 31

Zeitfresser 25

GESUNDE ERNÄHRUNG

Bauchgefühl, ein gutes 122

Bunt ist gesund 118

Esst mehr Nüsse! 122

Ingwer, Kurkuma & Co. 120

probiotische Ernährung,
    die Vorteile 123

Proteine vor! 121

Trinken nicht vergessen 124

Vitamin-Booster 119

HAUSAPOTHEKE

Dampfbad mit Kräutern 111

Durchfall 114

Essigwickel 108

Fieber 108

Hagebuttentee 109

Halsschmerzen 104

Holunderblütentee 109

Honig 103

Husten 106

Hustensaft, selbst gemachter 107

Immuntee mit Anis und Süßholz
    125

Ingwerkompresse 101

Ingwertee 101, 115

Ingwer-Rosmarin-Tee 112

Kamille-Dampfbad 100

Kamillenkompresse, schnelle 110

Kamillentee-Kompresse 111

Kartoffelwickel 104

Kompresse, warme 112

Kopfschmerzen 112

Kräuteröl-Dampfbad 100

Kurkuma-Ingwer-Tee mit Chili 126

Lavendelblütentee 154

Lindenblütentee 109

Meerrettich-Zwiebel-Honig 107

Melissentee 154

Möhrensuppe nach Moro 115

Nase, wunde 111

Nasenspülung 101

Nebenhöhlen, verstopfte 100

Ohrenschmerzen 110

Pfefferminzöl 113

Rehydrationslösung,
    hausgemachte 114

Salbeitee zum Gurgeln 104

Salzwasser, gurgeln mit 105

Salzwickel 105

Schnupfen 100

Thymiantee 106

Vanille 113

Wadenwickel 108

Zitrone, Wundermittel 114

Zwiebelsäckchen 110

Zwiebelsirup 106

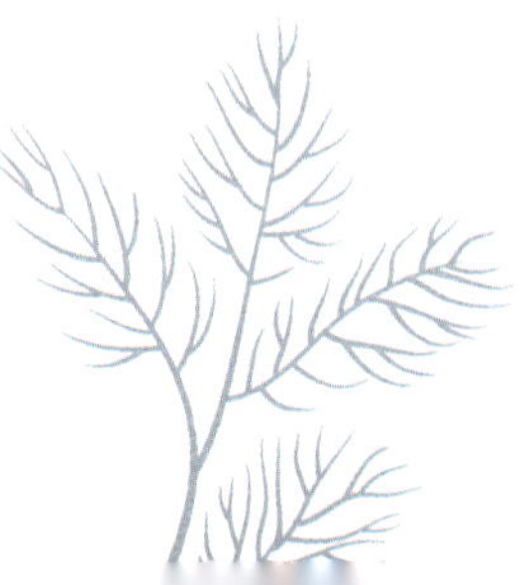

IMMUN-BASICS

Auch mal kalte Füße kriegen 98

Badezimmer putzen 96

Frischen Wind
  ins Heim bringen 97

Grundsauberkeit 95

Pflanzliche Luftfilter 97

Richtig Hände waschen 95

Wäsche waschen 96

Was ist eigentlich Hygiene? 94

Wenn's dich doch erwischt 99

REZEPTE

Cranberry-Bites mit Mandeln 138

Energiebällchen mit Datteln 140

Energieriegel, rohe 141

Energyballs mit Maple Syrup 139

Guten-Morgen-Smoothie 131

Haferbrei
  mit gebackenen Bananen 134

Hafer-Smoothie mit Möhre und
  Matcha 132

Hühnersuppe 102

Hummus, Basic 146

Ingwer-Shot
  mit Apfel und Orange 127

Mandarinen-Shot mit Möhre und
  Orange 128

Meerrettich-Dip mit Apfel 145

Müsliriegel
  aus Mango und Nüssen 136

Rote-Bete-Mandel-
  Smoothie-Bowl 132

Sauerkraut-Cracker
  mit Leinsamen 142

Spicy-Orange-Shot mit Apfel 129

Spinat-Limette-Shot
  mit Kokoswasser 130

Sportler-Smoothie-Bowl 133

Vitamin-C-Shot 129

Walnuss-Tomaten-Cracker
  mit Oliven 144

SCHLAF-TIPPS

Bett bleibt Bett 153

Bloß nicht aufregen 153

Füße warm und Puls niedrig halten
  154

Geräuschquellen ausschalten 152

Kann man Schlaf nachholen? 156

Lage und Klima optimieren 152

Power-Napping 156

Schlaf macht gesund 150

Schlafzimmer schön machen 151

TV und Tablet wegräumen 151

Wie man isst, so schläft man 155

Zum Schlafen muss man
  müde sein 153

SELBERMACHEN

Ausmalbilder 52, 59, 62, 68

Eichelanhänger 66

Fotografieren 62

Gesichtsmaske 27

Ideen sammeln 58

Kirigami 64

Kirigamistern 64

Klorollenkunst 56

Körperpeeling 26

Lavendel-Kissenspray 157

Lippenpeeling 15

Mal mal wieder 52

Mandala selber zeichnen 69

Mandelmilch-Aprikosen-
  Badesmoothie 40

Milch-Honig-Bad 27

Naturmaterial, Basteln mit 66

Origami 54

Origaminelke 54

Steine bemalen 60

Stresshaar-Pflege 27

Stricken für die Seele 53

Upcycling 56

Zen-Art 60

YOGA & WORKOUTS

Bauch-Beine-Po-Workouts
  74, 76, 78

Fitness-Quickies 88

Mehr Bewegung im Alltag 80

Minimalsport
  mit Mega-Wirkung 72

Rücken-Workouts 82, 84, 86

Waldbaden im Winter 81

Walking 91

Winterläufers Outfit 73

Winterspaziergang
  mit Extra-Kick 90

Yoga: Anti-Stress-Übungen 48

Yoga: Baum und Katze 44

Yoga: Berg und Mond 42

Yoga: Held und Tiger 46

Yoga: Sonnengruß 41

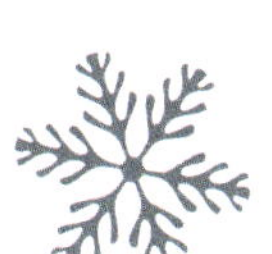

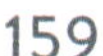

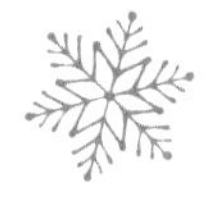

Nachweise

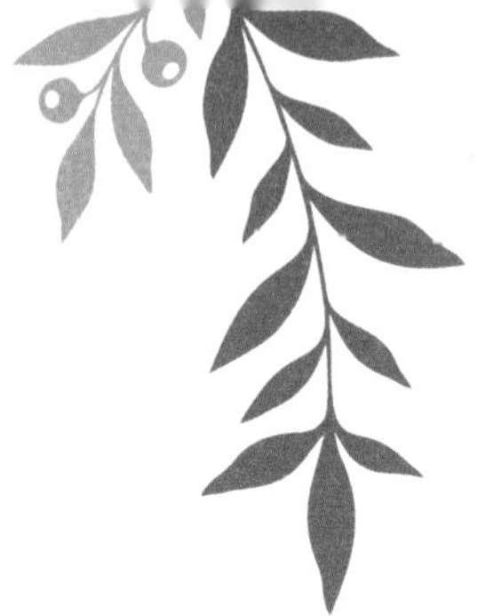

Texte:

Sandra Catherine Breiter (S. 60/61, 66/67), Katja Briol (S. 136), Rafael Collowino (S. 72), Nina Engels (S. 23 o., 30 u.), Marie Gründel (S. 126), Susann Hempel (S. 28), Susann Hempel, NGV (S. 88/89), Kathrin Höller (S. 11, 14, 16, 24/25, 41, 80, 90/91), Elisabeth Holzer (S. 64), Tobias Raffael Junge (S. 69), Martin Kintrup (S. 146), Paula Krüger (S. 106, 108–109, 111–113, 115 u.), Dr. Claudia Lainka (S. 15, 40), Sabine Lauster (S. 57), Christiane Leeske (S. 132 o.), Maja Nett (S. 134, 138–139), NGV (Aufmachertexte, S. 5, 19, 23 u., 26/27, 29, 30 o., 52, 81, 98, 102 u.–103, 107 u., 120, 123–124, 127–131, 140–141, 145, 156 u., 157), Henrike Raggen (S. 73, 94–97, 99–102 o., 104–105, 107 o., 110, 114–115 o., 118–119, 121–122, 125, 150–156 o.), Nick Robinson (Entwurf und Faltskizzen) und Stephan Delecat (Realisation) (S. 54/55), Bettina Snowdon (S. 142, 144), Christa G. Traczinsky, Robert S. Polster, Barbara Klein, Jutta Schuhn und Michael Sauer (S. 42–49), Christa G. Traczinsky u. Robert S. Polster (S. 74–79, 82–87), Iris Warkus (S. 10, 12/13, 17, 18, 20–22, 31–39, 53, 58, 62), Christina Wiedemann (S. 132 u.–133)

Fotos:

Ullrich Alber (S. 15, 40, 56, 64), Sandra Catherine Breiter (S. 60/61, 66/67), Maria Brinkop (S. 135), André Köhl (S. 54); stock.adobe.com: © Africa Studio (S. 92), © ARVD73 (S. 6), © chamillew (S. 157), © Andrii IURLOV (S. 70), © KRISTINA KUPTSEVICH (S. 148), © kuvona, © Alena Ozerova (S. 4, 8), © quietword (Silberfolie in Linien z. B. S. 1), © Maksim Shebeko (S. 130), © sonyakamoz (S. 116), © JackStock (S. 145), © Yingko (S. 50), Studio Klaus Arras (S. 137), TLC Fotostudio (S. 126, 131, 133, 141, 143–144, 147)

Illustrationen:

Tannaz Afschar nach Fotografien von Martin Ernst (S. 28), Tannaz Afschar nach Fotografien von Mathias Hangst (S. 88/89), Tannaz Afschar nach Fotografien von Mike Harker (S. 44–49), Tannaz Afschar nach Fotografien von Tilo Wiedensohler (S. 42/43), Tannaz Afschar/Elisabeth Galas (Ausmalbilder S. 59, 68), Freepik.com (S. 73 u., 97 M., 99 u.r., 100 u.li., 102 u.li., 111 u., 119 Vitamine, 146 M.r.), Christoph Heuer unter Verwendung von INTERFOTO (Ausmalbild S. 63), Elisabeth Holzer (S. 65), Thorwald Spangenberg (Ausmalbild S. 52), Mia Steingräber (S. 69), Vanessa Weuffel nach Fotografien von Tilo Wiedensohler und Mathias Hangst (S. 74–79), stock.adobe.com: © Bro Vector (S. 150 u.), © Decobrush (S. 31 u., 114 Zitronen, 127 o.r. + u.M. + r., 129 u.li., 145 u.li.), © Maria.Epine (S. 23 u., 109 o.r.), © GoodStudio (S. 64 Sterne, 106 Frau), © J_ka (S. 104 u.M., 109 u.li., 125 Blätter u. Blüten), © KatyaKatya (Pflanzen wie z. B. S. 7 o.), © monkographic (S. 103 u.r.), © PapaRecipe (S. 26 u.), © passionart (S. 123 u.), © s_ant (S. 101 M., 110 M.r., 113 u.r., 115 u.li., 120 u., 121 Bohnen, 122 M.r., 127 u.li., 132 M., 133 u.r., 136 u.r., 138 u.li., 144 u.r.), © Olga Serova (S. 121 Haferflocken, 106 Blätter, 107 u.li., 112 M.li., 139 u.li., 154 M.li.), © Sara Showalter (S. 153 u.), © vectortwins (Zweige wie z. B. S. 13, Schneeflocken, Tusche-Wolken-Hintergründe)